ནད་རིགས་དཀྱུས་མ་
བཅོས་ཐབས་ཀྱི་ལག་དེབ།

MANUAL OF COMMON ILLNESSES AND THEIR CURES IN TIBETAN MEDICINE

བོད་ཀྱི་སྨན།

ནད་རིགས་དཀྱུས་མ་བཅོས་ཐབས་ཀྱི་ལག་དེབ།

རྩོམ་སྒྲིག་བྱེད་པོ།
སྨན་རམས་པ་ཨརྱ་པ་སངས་ཡོན་ཏན།

MANUAL OF COMMON ILLNESSES AND THEIR CURES IN TIBETAN MEDICINE

DR. PASANG YONTEN ARYA

First printed in Leh, 1990
Published in New Delhi with a new preface, 1995

Front cover design: Abiesco.ch
Front cover illustration: detail from Medical Thangka no. 20

ISBN 978-2-9701464-0-7

Published by

BEDURYA
PUBLICATIONS

www.beduryapublications.org

Bedurya Publications is a branch of TME – Tibetan Medicine Education Center
Neuchâtel, Switzerland (www.tibetanmedicine-edu.org)

Editor's foreword

It was spring. Golden sunrays pierced the sky and a strong wind swept across the barren trans-Himalayan mountains of Ladakh. Dr. Pasang Yonten Arya much enjoyed the pristine beauty of this desolate landscape during his time teaching Tibetan medicine at the Central Institute of Buddhist Studies in Choglamsar (1989-1991). One morning, an old patient arrived at his clinic accompanied by a child, both with a severe nosebleed. It was the first time he witnessed directly how living at high altitude comes with particular health challenges. From that moment, he began to pay more attention to locally prevalent illnesses, gaining experience on the use of simple Tibetan medical cures and learning about the home remedies applied by elderly women. These commonly available cures proved to be vital in remote areas, where there are no hospitals, clinics, or biomedical doctors within reach. Coincidentally, Amchi Tsewang Smanla was planning to train young Ladakhis as community health workers in the context of the Leh Nutrition Project funded by the UK Save The Children Fund. Tsewang Smanla strongly encouraged Pasang Yonten to write this manual because Sowa Rigpa practitioners carry a heavy responsibility in terms of primary healthcare in the Himalayas, and can use all the help they can get.

With the help of his wife Dr. Chungla Yonten Arya, who also collected clinical cases and remedies, the manuscript of *Manual of Common Illnesses and Their Cures in Tibetan Medicine* was first printed in Leh in 1990. In 1995, it was then published with a brief preface in English, which has now been replaced by this foreword.

The main text of this practical handbook starts with a short introduction that lays out how students and less experienced *amchi* should familiarize themselves with the illnesses described through study and an internship in an active clinic. Keeping this in mind, the manual is ideally suited for where there is no clinic but where plenty of medicinal herbs grow in the surroundings. The table of contents lists the eighty-two illness categories covered, including salient general, local and combined disorders of the three humors, hot and cold diseases affecting the solid, hollow, and sense organs, fevers, and so on. As mentioned above, special attention has been given throughout the text to health issues of high-altitude populations, such as nosebleeds, high blood pressure, and different types of digestive and lung disorders. This manual furthermore uniquely focuses on pediatric medicine, with nine illnesses discussed and one chapter that presents children's ear vein reading as a diagnostic technique.

The more than eighty pathology chapters generally contain the following sections: causative factors, symptoms, external therapies, and treatment by medicine, diet, and behavioral advice. The final part of the book is a supplement with pithy instructions on the suitable dosage and way of prescribing and administering medicines. *Manual of Common Illnesses and Their Cures* ends with a list of more than two hundred formula names, indicating their warming or cooling nature and potential toxicity.

I am confident that this highly practical, experience-based work still has a lot to offer for practitioners around the world, especially due to its strong emphasis on self-sufficiency and reliance on small herbal formulas.

Jan M. A. van der Valk, PhD
Editor in chief
Bedurya Publications

February 18, 2021

མཚམས་སྦྱོར།

སྤྱིར་བཏང་ནད་རིགས་དཀྲུས་མ་བཅོས་ཐབས་ཀྱི་ལག་དེབ་འདི་བཞིན་སྤྱི་ལོ་ ༡༩༨༩ ལོར་ཕྲན་སྟོད་ལ་དྭགས་ནང་པའི་མཐོ་རིམ་སློབ་གྲྭའི་བོད་སྨན་སློབ་དཔོན་གྱི་སྐབས་ལུས་སེམས་དལ་ལ་དམིགས་བསལ་གྱི་སེམས་འགུལ་དང་ཉམས་མྱོང་ཕུན་སུམ་ཚོགས་པོ་གསོག་པའི་སྐབས་བྲིས་པ་ཞིག་ཡིན། འོན་ཀྱང་རང་ཉིད་སྐྱབས་བཅོལ་བའི་མི་ཞིག་ཡིན་པ་དང་འཕོས་འགྱུར་དང་མཐུན་འགྱུར་དམན་སྐྱེན་གྱིས་ངའི་ལུས་སེམས་ཀྱི་འབད་རྩོལ་ལས་གྲུབ་པའི་ལས་ཀ་མང་པོ་ཞིག་ལ་དོ་ཕོག་བྱུང་བས་ད་བར་པར་དུ་བསྐྲུན་ཐུབ་པ་མ་བྱུང་། ད་ལྟ་རང་ཉིད་ལ་འབད་བརྩོལ་གྱི་གྲུབ་འབྲས་ཆུང་ཟད་ཅིག་མངོན་དུ་གྱུར་པའི་སྐབས་འདིར་རང་ལ་རང་གིས་ཁ་ཕན་ལེན་ཏེ་པར་དུ་བསྐྲུན་པ་ཡིན། ཨིན་ལི་གྲོང་ཁྱེར་མི་ལ་ནོ་ནས་སྨན་རམས་པ་ཨཏྲ་པ་སངས་ཡོན་ཏན་དུ་འབོད་པས་ ༢༧ ཟླ་ ༨ ཚེས་ ༦ ལ་བྲིས།

ངོ་སྤྲོད།

༄༅། །ལ་དྭགས་ཨིང་ལན་ཀྲི་བྲིས་པ་སྐྱོབས་གསོ་ཚོགས་པའི་ཨེམ་ཆིའི་སྡེ་ཚན་ནས་རེ་བསྐུལ་ལྟར། ནད་རིགས་དཀྱུས་མ་བཅོས་ཐབས་ཀྱི་ལག་དེབ། ཅེས་པ་འདི་སྤྱིར་བཏང་བོད་སྨན་གྱི་ཨེམ་ཆི་དཀྱུས་མ་རྣམས་ཀྱི་ཆེད་བྲིས་ཡོད།

ལག་དེབ་འདི་ནང་ནད་རིགས་གྲངས་ ༨༠ ཙམ་བསྡུས་ཡོད། འདིའི་ནང་ས་མཐོའི་ནད་རིགས་བཅོས་ཐབས་དང་། རྒྱུན་མཐོང་གི་ནད་རིགས་བཅོས་ཐབས། ཛ་དྲག་གི་ནད་རིགས་ཁ་ཤས། ཡོངས་ཁྱབ་ཀྱི་ཕན་ནུས་ཐོན་པའི་ཟས་སྐོམ་གྱི་རིགས། སྤྱོད་ལམ་བསྟེན་ཚུལ། ནད་ཀྱི་རྒྱུ་རྐྱེན། ནད་རྟགས། སྨན་གྱི་ཐུན་ཚད་དང་སྨན་གཏོང་ཚུལ། རྒྱུན་མཁོའི་སྨན་མིང་དང་བསིལ་ཏྲོད་བཅས་ཀྱང་གོ་བདེ་ཕལ་སྐད་ཐོག་བྲིས་ཡོད།

བེད་སྤྱོད་བྱེད་སྟངས།

ཐོག་མར་ལག་དེབ་འདིའི་ནང་བསྡུས་པའི་ནད་རིགས་ཁག་ལ་སློབ་སྦྱོང་ལེགས་པར་བྱེད་པ་དང་། འདི་ནང་མ་བསྡུས་པའི་ནད་རིགས་དང་། གཞན་ཡང་ནད་ཚབས་ཆེ་རིགས་རྣམས་སྨན་ཁང་གཞན་ལ་ངོ་སྤྲོད་བྱེད་དགོས། ལྷག་པར་དུ་འདི་ནང་བསྡུས་པའི་ནད་རིགས་ཀྱི་འབྱུང་རྐྱེན་ལ་སློབ་སྦྱོང་གིས

ནད་པར་སྔོན་འགོག་གི་རིམ་པ་ལ་སློབ་སྟོན་བྱེད་དགོས་པ་དང་། སྨན་རིགས་བཟོ་བདེ་བ་དང་ཆིག་ཐང་གི་རིགས་རྣམས་རང་འཐུརང་བཟོ་བྱེད་ཆོག་ཅིང་། དེབ་འདི་སྨན་ཁང་མེད་པའི་ས་ཁུལ་དང་། སྔོ་སྨན་ཐོན་ཁུངས་འབེལ་པོའི་ལུང་པ་རྣམས་ལ་རང་བཞིན་སྨན་གྱི་སྨན་པ་དང་འཕྲོད་ལས་པ་རྣམས་ལ་ཕན་ཐོགས་ཆེན་པོ་ཡོད་པའི་རེ་བ་ཡོད། ལ་དྭགས་ནང་པའི་རིག་གནས་མཐོ་སློབ་ཁང་ནས། ༥༠ ཟླ་ ༤ ཚེས་ ༢༢ ལ།

ཨང་ཿ	དཀར་ཆགཿ	ཤོག་གྲངསཿ
༡ཿ	རླུང་ནད་བཅོས་ཐབས།	༨
༢ཿ	སྲོག་རླུང་བཅོས་ཐབས།	༡༡
༣ཿ	མགོ་རླུང་བཅོས་ཐབས།	༡༣
༤ཿ	ཕོ་རླུང་བཅོས་ཐབས།	༡༤
༥ཿ	མཁྲིས་པའི་ནད་བཅོས་ཐབས།	༡༥
༦ཿ	བད་མཁྲིས་མགོ་ནད་བཅོས་ཐབས།	༡༦
༧ཿ	མཁྲིས་སྐྲན་བཅོས་ཐབས།	༡༧
༨ཿ	མཁྲིས་སྐྲིན་བཅོས་ཐབས།	༡༨
༩ཿ	གྲང་མཁྲིས་བཅོས་ཐབས།	༡༩
༡༠ཿ	བད་ཀན་གྱི་ནད་བཅོས་ཐབས།	༢༡
༡༡ཿ	བད་ཀན་སེར་པོ་བཅོས་ཐབས།	༢༤
༡༢ཿ	བད་ཀན་སྨུག་པོ་བཅོས་ཐབས།	༢༤
༡༣ཿ	བད་རླུང་མགོ་འཁོར་བཅོས་ཐབས།	༢༥
༡༤ཿ	ཕོ་ནད་མ་ཞུ་བ་བཅོས་ཐབས།	༢༦
༡༥ཿ	ཕོ་ཚད་ཀྱི་ནད་བཅོས་ཐབས།	༢༨
༡༦ཿ	རྒྱུ་འགགས་ཀྱི་ནད་བཅོས་ཐབས།	༢༩
༡༧ཿ	རྒྱུ་ཚད་ཀྱི་ནད་བཅོས་ཐབས།	༣༠
༡༨ཿ	རྒྱུ་ལྷག་གི་ནད་བཅོས་ཐབས།	༣༡

༡༔ རླུང་ནད་བཅོས་ཐབས།

ཞོ་ཆག་པ་དང་གཉིད་ཆག་པ། ཉལ་པོ་མང་དུ་བྱས་པ། ལུས་སེམས་ཀྱི་ལས་མང་བ། ཐང་ཆད་པ། སེམས་ངལ་ཆེ་བ། རླུང་དང་སེར་བུ་ཐོག་པ། ཁྲག་མང་དུ་དོན་པ། ཟུངས་ཟད་དང་འཁྲུ་སྐྱུགས་བྱུང་བ་སོགས་ཀྱི་མི་ལ་ཡོད། ད་དུང་ཟས་བཅུད་མེད་པ་རྒྱུན་རིང་ཟ་བ་དང་། ཇ། གཡེར་མ། སྨན་རིགས་ཏ་ཙང་ཟ་ཆེས་ན་རླུང་ནད་ཡོང་གི་རེད།

ནད་རྟགས།

རྩ་སྟོང་ལ་སྣབས་སྤུ་མི་འཕར་བར་སྟོད། ཆུ་རྟགས་མདོག་སྔོ་ཞིང་ལྦུ་བ་ཆེ། འགྲོ་སྙིང་འདོད་པ། གཉིད་མི་ཡོང་། མགོ་འཁོར་ཞིང་སྙིང་ཿམི་དགའ། རོ་སྟོད་དང་ལུས་ལ་གཟེར་འཚོ་ལིན་བྱེད། ཤེས་པ་ཟ་ཟེར་འགྱོ། གཡལ་དང་བྱ་རྨྱང་ཡང་ཡང་བྱེད་པ། རྣ་བ་འུར་བ། རྒྱབ་ཀྱི་ཚིགས་པ་དང་པོ་དང་དྲུག་པ་བདུན་པ། ནུ་དབྲག་གམ་བྲང་གཞུང་དཀར་ནག་ཏུ་མནན་ན་ན་བ་སོགས་ཡོད། ཁྱད་པར་དུ་ཞོགས་དུས་ན་བ་རླུང་གི་ནད་ཡིན།

སྨན་བཅོས།

རླུང་གི་ནད་ལ་མཁྲིས་པ་དང་ཚ་བ་མ་འདྲེས་པ་ཡིན་ན་གཡག་ལུག་གི་སྨྲེ་ལོང་གི་རུས་པའི་ཐང་དགོང་ཇོ་འཐུང་ན་རྣ་བ་འུར་བ་དང་། གཉིད

མི་ཡོང་བ། ཞེས་པ་ཡང་ཡིད་བྱེད་པ་ལ་ཕན། ཡང་སྔོག་པ་པགས་པ་བཤུས་ཏེ་ཞིབ་ཞིབ་བཙོས་ཏེ་རྩ་གི་ལ་སེ་གཉིས་ལ་བདབ་པ་བསྐོལ་ཏེ་གི་ལ་སི་གཅིག་ཙམ་ལུས་པ་དེར་འོ་མ་གི་ལ་སེ་གཅིག་བླུགས་ཏེ་བསྐོལ། དེ་རྗེས་དེའི་དྭངས་མ་འཐུང་ན་རླུང་གི་ནད་ཚང་མ་ལ་ཕན་པོ་ཡོང་། ཡང་ན་བ་སྤྲུ་ག་རམ་ ༤༠ དང་ཀུན་གྱི་འབྲུ་ ༤༠ ལྷུ་བ་ ༨༠ གོ་སྙོད་ ༣༠ སྔོག་ཐལ་ ༣༠ བཅས་སྦྲུར་བའི་ཕྱེ་མའམ་རིལ་བུ་བསྟེན་ན་སེམས་མི་སྐྱིད་པ། མགོ་འཁོར་ཞིང་རྣ་བ་འུར་བ། གཟེར་ངེས་མེད་འཕོ་ཞིང་གཉིད་མི་ཁུག་པ། དབང་པོ་མི་གསལ་བ་སོགས་ལ་ཕན།

སྤྱིར་བཏང་སྨན་ཤིང་ཀུན་ ༢༤ སེམས་ཀྱི་བདེ་སྐྱིད། ཙི་མ་ལ། སྤྲོག་ ༡༡ ཨར་བརྒྱད། ཨ་གར་ ༡༤ ཨ་གར་ ༣༤ སོགས་ཤ་དང་ཚང་མར་སྔོག་པ་སོགས་ཀྱི་ཁུ་བས་ཏྲ་བྱས་ཏེ་གཏོང་ན་རླུང་ནད་སྤྱི་ལ་ཕན།

ཕྱི་བཅོས།

སྤྱི་གཙུག ཚིགས་པ་དང་པོ། རྡུག་བདུན། བྲང་གཞུང་དཀར་ནག གཉའ་ལྷན། སུར་ཁྲུང་གཉིས། རླུང་ལ་ཕན་པའི་སྣུམ་རིགས་ཀྱིས་བསྐུ་བྱུག་བྱས་ན་ཕན། རྐང་ལག་གི་མཐིལ་བཞི། སྙིང་ཙ་ར་ཁྲུང་རྣམས་ལ་མར་དང་རྩམ་པ་བསྲེས་པའི་ཕྱེ་ཕུར་བྱུགས་རྒྱུ་དང་། ཡང་ན་ཧོར་གྱི་མེ་བཙའ་ཟེར་བ། རས་དཀར་ཆུང་དུ་ཞིག་གི་ནང་གོ་སྙོད་ཀྱི་འབྲུ་ཉུང་དུ་ཞིག་གམ་ཡང་ན་ཛཱ་ཏི་ཆུང་ཙམ་ཞིག་ཞིབ་ཞིབ་བཙོས་པ་བླུགས་ཏེ་ཁ་སྡོམས། དེ་མར་ཁྲུའམ་སྣུམ་ནང་སྐར་མ་ལྔ་ཙམ་གྱི་རིང་བཙོས་པ་ཚ་

ཐིང་ཅམ་ཡོད་པ་དེ་གོང་གསལ་གསང་རྣམས་ལ་བདུགས་པས་སྙུང་ནད་ཛ་དྲག་ཚང་མ་ལ་ཕན། གཞན་ཡང་སྙུང་སྨན་གྱིས་ཕན་དཀའ་བའི་ནད་པ་ལ་སྲི་གཙུག་ཚིགས་པ་དང་པོ། དྲུག་བདུན། བྲང་གཞུང་དཀིར་ནག་ལ་མེ་བཙའ་འཇོག་ན་འགྲིགས། སྨད་དུ་འཚངས་ཆེ་ན་མི་བུམ་རྒྱབ་ན་ཕན། ལུས་ལ་ཡུངས་དཀར་གྱི་སྣུམ་བྱུགས་པ་དང་། རྣ་བའི་ནང་ཏིལ་མར་ཚུང་བླུགས་ཀྱང་ཕན་པ་ཡིན། འཕྱུར་མཉེའི་ལག་བཅོས་ཀྱང་ཕན་པོ་ཡོད།

བསམ་བློའི་བཅོས་ཐབས།

དུས་རྟག་ཏུ་སེམས་སྐྱིད་པོ་ཡོང་ཐབས་བྱེད་རྒྱུ་དང་། ཁང་པ་དང་ཉལ་ཁང་སོགས་ཁ་དོག་ནག་པོའམ་སྔོ་ནག་འཕྲོད། ནད་པ་རང་གི་སེམས་དང་མཐུན་པའི་ནད་གཡོག་གིས་འདོད་པའི་གཏམ་དང་ཚིག་སྙན་པོའི་སྒོ་ནས་བཅོས་ཐབས་བྱེད་དགོས་པ་ཡིན།

ཟས་སྤྱོད་ཀྱི་བཅོས་ཐབས།

གཡག་དང་འབྲི་ལུག་སོགས་དྲོད་ཆེན་པོ་ཡོད་པའི་ཤ་རིགས་ཟ་བ་དང་། རུས་བཅུད་གསུམ་དང་རྩམ་པའི་ཐུག་པར་ཤ་དང་རུས་པ་གོང་གསལ་རྣམས་བཏབ་པ་འཐུང་ན་ཕན་པོ་ཡོད། ཟས་ནང་ཤིང་ཀུན་བཙོང་དང་སྒོག་པ་བཏབ་པ་དང་། བུ་རམ་ཟ་བ། ལུག་མགོ་སྐྱིང་པ་བཙོས་པའི་ཁུ་བ། ཆང་ཡག་པོ་སོགས་ཞི་དྲག་ཕན་པོ་ཡོད་པ་རེད།

སྤྱོད་ལམ།

སྤྱོད་ལམ་རློ་སར་སྡོད་པ་དང་། གོས་རློན་པོ་གྱོན་པ། གཉིད་ཉལ་བ་སོགས་འགྲོད་པོ་ཡོང་།

སྤང་བྱ།

རླུང་ནད་པས་ས་མཐོ་བའི་ཡུལ་དུ་ར་ཤ་དང་། ཕག་ཤ ཇ་གར་པོ། སེམས་ལས་ཆེན་པོ། གཏན་མི་སྙན་པ། ཟས་མི་ཟ་བར་བསྡད་པ། སྤུ་དགོང་རླུང་བསེར་བུ་ཕོག་པ་སོགས་སྤང་དགོས།

༢༔ སྲོག་རླུང་བཅོས་ཐབས།

། མྱ་ངན་དང་སེམས་ལས་ཆེས་པ། ཁོང་ཁྲོ་ཟ་བ། གཏམ་མི་སྙན་པ་ཐོས་པ། དངངས་སྐྲག་བྱུང་བ། ལྟོ་ཆག་གཉིད་ཆག་སོགས་ལ་བརྟེན་ནས་ནད་འདི་ཡོང་གི་ཡོད།

ནད་རྟགས།

སྙིང་གཡུགས་ཆེ་བ། དོན་མེད་སེམས་སྡུག་བྱེད་པ། བརྗེད་ངེས་ཆེ་བ། སེམས་འཚབ་འཚུབ་བྱེད་པ། ས་ཆ་གཅིག་ཏུ་བསྡད་སྙིང་མི་འདོད་པ། ཁ་སྐྱུགས་པའམ་བརྒྱལ་ཞིང་འགོག་པ། མགོ་པོ་འཁོར་

བ། གཅིག་ལབ་རྒྱབ་པ་སོགས་དང་རྒྱབ་ཀྱི་ཚིགས་པ་དྲུག་བདུན། བྲང་གཞུང་དཀར་ནག་མཚམས་མནན་ན་ན་བ། བུད་ཡིན་ན་ཟླ་མཚན་མི་སྙོམས་པ་བབས་པ། འཕར་རྩ་ལྡོད་ཅིང་སྟོང་པ་དང་ཆབ་ཏུགས་མདོག་སྐྱོ་ཞིང་སྣ་ལ་ལྷུ་ཆེ་བ། ལྟེ་གཞུང་གས་པ་སོགས་ཡོང་གི་ཡོད།

སྨན་བཅོས།

སྙིང་རླུང་འཇོམས་པའི་སྨན་ཨ་གྲུ་ཨར་བརྒྱད། བི་མ་ལ། འབྲོང་རྩེ་ཨར་བརྒྱད། སེ་འབྲུ་ལྔ་པའམ་བརྒྱད་པ། སེམས་ཀྱི་བདེ་སྐྱིད། ཨ་གར་ ༢༠ སྤྱོག་འཛིན་ ༡༡ འཆི་མེད་ཨར་བརྒྱད་སོགས་བསྟེན། མཇུག་ཏུ་བྲང་གཞུང་དཀར་ནག་མཚམས་དང་། ཚིགས་པ་དྲུག་པ་བདུན་པ་རྣམས་ལ་ཧོར་མེའམ་མེ་བཙའ། ཡང་ན་རླུང་གསང་བསྲོ་དགོས། སྙིང་རླུང་ཚབས་ཆེ་ན་བཙན་དུག་སྨན་མར་བསྟེན། རྗེས་སུ་རད་ན་བསམ་འཕེལ་དང་། རྐང་མཐིལ་རྒྱ་རྩར་ཁྲབ་གཏར་ན་ཡང་འགྲིགས། ཡང་ཨ་གར་ ༣༡།༢༠།༣༤ རྣམས་མེར་བསྲེགས་པའི་དུ་བ་བཏང་ན་ཡང་ཕན། ཤི་ཙུགས་ (shiatsu) དང་འཕུར་མཉེ་ཕན་པོ་ཡོད་།

ཟས་སྤྱོད།

རླུང་ནད་སྐྱི་ལྷུར་འཇོམས་བྱ་བྱེད་ན་འགྲིགས།

༣༔ མགོ་རླུང་བཅོས་ཐབས།

༈ བསམ་བློ་མང་པོ་བཏང་བ་དང་། གཉིད་ཆག་པ། སེམས་སྡུག་ཆེན་པོ་བྱུང་ནས་མགོ་བོར་རླུང་ཞུགས་པའི་ནད་ཅིག་རེད།

ནད་རྟགས།

མགོ་བོ་ན་ཞིང་འཁོར་བ། ཟི་འཚེམ་བྱེད་པ། རྣ་བ་འུར་བ། གཉིད་ཡེར་བ། སྨི་ལམ་ཟ་ཟི་མང་བ། སེམས་པ་འཚོལ་བ། འཕར་རྩའི་རྒྱུ་བ་རླུང་ལྟར་སྟོང་པ་ལ་དྲི་རྩ་སྦོ་ལ་སླ་བ་སོགས་ཡོད།

སྨན་བཅོས།

སྨན་ལུག་ཤྐད་རིལ་བུ། བདུད་རྩི་ ༡༠ ཨ་གར་ ༢༠ ལུག་མགོ་སྙིང་པའི་མགོ་ཁྲོལ་སོགས་ཀྱི་ཕན་པོ་ཡོང་།

ཟས་སྤྱོད།

རླུང་ནད་ཀྱི་ལྟར་བསྲུང་ན་འགྲིགས།

༨ཿ ཕོ་རླུང་བཅོས་ཐབས།

༈ སེམས་ངལ་ཆེ་བ་དང་། ཟས་གྲང་མོའི་རིགས་ཟ་བ། ཡང་ལ་རྩུབ་པའི་ཟས་རིགས་ཀྱིས་ནད་འདི་སློང་བ་ཡིན།

ནད་རྟགས།

ཕོ་བ་ན་བ། སྐྱོ་སྣང་སྐྱེས་པ། ཕོ་བ་སྦོས་པ། སྐྱིགས་བུ་འབྱུང་བ། བཀྲེས་དུས་ན་བ། ཟོས་རྗེས་བདེ་རུ་འགྲོ་བ། ལག་པའི་འཐར་རྩའི་རྒྱུ་བ་བྱིང་ཞིང་སྟོང་པ། ཆབ་རྟགས་དཀར་ལ་སྦུ་བ་འབྱུང་།

སྨན་བཅོས།

ཐོག་མར་རྒྱམ་ཚའི་ཆིག་ཐང་། ཤིང་ཀུན་བསྣུན་པའི་སེ་འབྲུ ༤ བརྒྱད་ལྷ། ཞི་རུ། ཨ་གར་ ༢༠ ཞི་ ༦ དུགས་ ༡༤ བཅའ་སྣ་བརྒྱད་སྦྱོར་སོགས་གཏོང་།

ཟས་སྤྱོད།

ཟས་སྐོམ་གྲང་མོ་དང་ཇ་གར་པོ། སེམས་ལས་ཆེན་པོ་སོགས་སྤང་དགོས་པ་ཡིན་ནོ།

༨༔ མཁྲིས་པའི་ནད་བཅོས་ཐབས།

། ཆང་རག་ཤ་སྙིང་ཤུམ་སོགས་མང་པོ་ཟ་བ་དང་། ཟས་སྐོམ་བཅོག་པའི་རིགས་ཟ་བ། འཁྲུགས་ལས་ཆེས་དྲགས་པ། མེ་དང་ཉི་མར་བསྲོས་དྲགས་པ་སོགས་ཀྱིས་མཁྲིས་པའི་ནད་ཡོང་གི་ཡོད།

ནད་རྟགས།

ཙ་གྲིམས་ལ་མགྱོགས་པར་འཕར། ཁ་ཁ་བ། མགོ་ན་ཞིང་ལུས་ཉོབ། ཞེན་པ་ལོག་པ། སྐོམ་དད་ཆེ་བ། མིག་སྤྲིན་སེར་པོ་ཆགས་པ། མིག་རྫུས་ན་ཞིང་ལྕེ་ལ་བད་ཀན་སེར་པོ་ཆགས་པ། ལུས་ཚ་ཞིང་གདོང་དང་རྣ་བ་སེར་པོ་ཆགས་པ། མཁྲིས་ཁྲ་སྐྱུགས་པ། གཤང་གཅི་དང་ལྕེ་འོག་གི་རྩ་ལ་སོགས་པ་སེར་པོ་ཆགས་ཤིང་ཁྱད་པར་དུ་ཟས་འཇུ་དུས་ན་ན་མཁྲིས་པའི་ནད་ཡིན།

སྨན་བཅོས།

མཁྲིས་པ་ཚ་བ་ཡོད་རིགས་ལ་དང་པོར་ཏིག་ཏའི་ཆིག་ཐང་བཏང་ན་ཕན། ཡང་ན་ཧོང་ལེན་ཆིག་ཐང་། ཨ་རུའི་ཆིག་ཐང་། འབྲས་བུ་གསུམ་གྱི་ཐང་། ཏོར་བུ་བདུན་ཐང་སོགས་གཏོང་ན་མཁྲིས་ཚད་ཆགས་ཡོང་། མཁྲིས་པ་ཚུང་ཤས་ཆེ་བ་སྐྱི་ལ་སྨན། ཏིག་ཏ་ག་རམ་ ༤༠ ཀྱི་ལྕེ་དཀར་པོ་ ༢༠ བོད་དཀར་ ༢༠ བཅས་སྦྱར་ཏེ་བཏང་ན་ཁ་ཏིག

ཁ་བ་དང་། མགོ་ན་བ། ཚ་བ་རྒྱས་པ། སྐོམ་ཚད་ཆེ་བ་སོགས་ལ་ཕན། ཡང་མཁྲིས་ལས་རྣམ་རྒྱལ་ཞེས་པ་གསེར་མི་ག་རམ་ ༤༠ ཨ་རུ་ག་རམ་ ༦༠ (འོམ་བུ་ཡང་འགྲིགས།) སེ་བའི་མེ་ཏོག ༥༠ སྦྱར་ནས་བཏང་ན་མིག་སྒྲིན་དང་རྣ་རྒྱབ། སེན་མོ་སོགས་སེར་པོ་ཆགས་པ་དང་བཤལ་བ་ཟ་འཁྲུག་ལངས་པ་སོགས་ལ་ཕན།

མཁྲིས་པས་མགོ་ན་ན་མཁྲིས་ལས་རྣམ་རྒྱལ་སྡེང་སྤོ་ག་བསྣུན་ནས་བཏང་ན་ཕན། ཡང་ན་གཡའ་སྐྱི་ལྡ་པ་ཞེས་པ། གཡའ་ཀྱི་མ་ག་རམ་ ༤༠ ཏིག་ཏ་ ༧༠ རེ་ཀོན་ཏོང་ལེན་ཚབ་རུང་། ༣༤ སྤྲོ་ལོ་དཀར་པོ་ ༣༠ ཕྲི་ཡང་ཀུ་ ༧༠ སྦྱར་ནས་ཐང་ངམ་ཕྱེ་མ་རིལ་བུ་གང་རུང་བཏང་ན་ཁ་ཏིག་ཁ་བ་དང་། ཚ་བ་རྒྱས་པ། མིག་སྒྲིན་སེར་པོ་ཆགས་པ་སོགས་ལ་ཕན།

སྤྱི་སྨན་ལ་ཐང་ཆེན་ ༢༤ ཏིག་ཏ་ ༨ གཡའ་སྐྱི་ ༢༤ སོགས་གཏོང་། དེ་ཡང་རྒན་རིགས་ལ་མཁྲིས་ལས་རྣམ་རྒྱལ། དར་མ་ལ་ཏིག་བརྒྱད། གཡའ་སྐྱི་ ༢༤ ཏིག་ ༢༤ བྱིས་པ་ལ་རིལ་པད་སོགས་ཟབ།

༦ཿ བད་མཁྲིས་མགོ་ནད་བཅོས་ཐབས།

༡ བད་མཁྲིས་མགོ་ནད་དང་བད་མཁྲིས་ནད་ལ། རིལ་དཀར་པད་སྔོང་། སེ་འབྲུ་པད་འདབ། གསེར་ ༡༡ གྲུབ་རིལ། ཁྲོད་པར་བདུད་རྩི

སུམ་སྦྱོར་ཞེས་པ་ཅོང་ཞི་ག་རམ་ ༣༠ འཇིབ་རྩིའམ་ཕྱིང་ཀུ་ ༢༠ མ་ནུ་ ༡༠ བཅས་སྦྱར་ནས་བཏང་ན་ཕན་པོ་ཡོང་།

ཁ༔ མཁྲིས་སྐྲན་བཅོས་ཐབས།

༈ མཁྲིས་པར་སྐྲན་ཞུགས་པའི་རྟགས་ཕོ་བའི་གཡས་ངོས་ན་བ། ཚ་བ་ཡང་ཡང་འཕར་བ། དང་ག་འགག་པ། མཁྲིས་ཁུ་སྐྱུགས་པ། ཤ་མདོག་སྔོན་པོ་ཆགས་ཞིང་ཟ་འཁྲུགས་ལངས་པ། ལག་པའི་འཕར་རྩ་སྡུན་པ་བཅས་ཡོད་ན་མཁྲིས་སྐྲན་ཡོད་པའི་རྟགས་ཡིན་པས་སྨན་གར་ནག་ ༡༠ གསེར་ ༤ གསེར་ ༡༡ སེ་འབྲུ་པད་འདབ་སོགས་བཏང་ནས་མཁྲིས་པ་འཇགས་ཐབས་བྱེད། ཟུག་གཟེར་ཆེ་ན་སྨན་ཁང་དུ་གཏོང་དགོས། སྐུམ་རྩིའི་རིགས་དང་། སྐྱུར་མོ། ཚ་མང་པོ། ཇ་གར་སོགས་སྤང་དགོས།

སྤྱོད་ལམ།

མཁྲིས་པའི་ནད་པ་ཡིན་ན་ཤིང་གྱིབ་འོག་དང་གླིང་ག མཚོ་འགྲམས། ཆུ་འགྲམས་སོགས་རླུང་བསེར་བུ་རྒྱུགས་སར་ངལ་གསོ་རྒྱབ་ནས་སྡོད་དགོས་པ་དང་། མཁྲིས་ཚད་ཆེན་པོ་ཡོད་ན་ཆུ་གྲང་ནང་འཁྱུས་རྒྱབ་པ་དང་། ཡང་ན་མགོ་ནས་ཆུ་གྲང་མོ་བླུགས་ནས་ཚ་བ་འཇགས་ཐབས་བྱེད་དགོས།

ཟས་བཅོས།

མཁྲིས་པའི་ནད་རིགས་གང་འདྲ་ཞིག་ཡིན་རུང་ཚྭ་དང་སྣུམ་སོགས་ཞག་ཆེའི་རིགས་མེད་པའམ་ཉུང་དུ་གཏོང་བ་དང་། རྩམ་ཐུག་འབྲས་ཐུག་ལ་སྤྱོ་སྐྱའམ་ཞུར་མང་གི་ཚོད་མ་སོགས་བཏབ་པའི་ཐུག་པ་བསྟེན་ན་མཁྲིས་ནད་ལ་ཕན་པོ་ཡོད། ཆུ་བསིལ་བསྐོལ་གྲང་དང་། བ་དང་རའི་ཞོ་དང་དར་བ། བ་རའི་ཤ་གསོས་པ་སོགས་ནུས་པ་བཙྷལ་བའི་རིགས་བསྟེན་ཆ་འགྲིགས། གཞན་ཡང་འབྲས་དང་བག་ལེབ་དང་ཞིང་སྐྱེས་གསེར་གྱི་མེ་ཏོག་བསྟེན་ན་མཁྲིས་པ་ལ་མི་གནོད་ཅིང་ཕན་པ་ཡིན་ནོ།

སྤང་བྱ།

ང་རྒྱལ་ཆེན་པོ་དང་། འཁྲུགས་ལས། སྒྲོག་པ། ཤ་ཚང་མར་སྙིང་། ཟས་སྐོམ་སྐྱུར་མོའི་རིགས་སྤང་དགོས། ད་དུང་མེ་དང་ཉི་མར་བསྲོ་རྒྱུ་དང་ཉིན་དགུང་གཉིད་ལོག་པ་སོགས་སྤང་དགོས།

༨༔ མཁྲིས་སྲིན་མགོ་ནད་བཅོས་ཐབས།

ནད་རྟགས།

མགོ་བོའི་སྲིན་འཚངས་ [ཡ་ཁྲུང་] གཟེར་ཞིང་འཁྲུག་པ་དང་མགོ་ཕྱེད་ན་བ། མིག་མི་གསལ་བ་སོགས་འབྱུང་།

སྨན་བཅོས།

གསེར་མདོག་ ༡༡ གུར་ཁྲུང་། ཇོ་རབ། གསེར་དིག གར་ ༡༠ གསེར་ ༤ འཚི་སྲིན་སོགས་གདོང་།

ཟས་སྤྱོད།

ལ་ཕུག་དང་ར་ཤ། ཤ་མར་རྙིང་པ། ཆང་རག མངར་མོའི་རིགས་སོགས་སྤང་རྒྱུ་དང་། མི་མང་པོའི་དཀྱིལ་དུ་འགྲོ་འདུག་སོགས་སྤང་ན་ཡང་འཕྲོད་པོ་ཡོད་རེད། བ་ལང་གི་ཤ། སྔོ་ཚལ་ཁ་བའི་རིགས་དང་གོ་སྙོད། བ་རའི་འོ་ཞོ། མར་གསར། སྙོལ་གྲང་གི་ཆུ་སོགས་བསྟེན་རྒྱུ། བསིལ་གྲིབ་དང་གླིང་ཁ། མཚོ་དང་ཆུ་འགྲམས་གཙང་མར་དལ་བུར་ངལ་གསོ་བྱས་ན་ཕན་པོ་ཡོག་རེད།

༨ཿ གྲང་མཁྲིས་བཅོས་ཐབས།

གྲང་མཁྲིས་ནི་སྣུམ་རྩི་ཆེ་བའི་ཟས་སྐོམ་རིགས་དང་ཆང་རག་སོགས་ཐལ་ཆེས་པས་མཆིན་མཁྲིས་གཉིས་ལ་ནད་ཞུགས་པ་དང་། སྟོད་མཁྲིས་ནང་སྐྲན་ཞུགས་པ། མཁྲིས་ཁྲུའི་རྒྱུ་ལམ་འགག་པ་སོགས་ལ་ནད་འདི་ཡོང་།

ནད་རྟགས།

གྲོད་ཁོག་གཡས་ངོས་གཟེར་བ་དང་། ཁོག་པ་སྦོ་འཁྲོག་བྱེད་པ། ཁ་ཟམས་དང་ག་མེད་པ། ཁ་དིག་ཁ་བ། མགོ་བོ་གཟེར་བ། ཞེ་མེར་ལངས་པ། མཁྲིས་ཁྲུ་སྐྱུགས་པ། བཤང་བ་དཀར་པོ་བབས་པ་མ་ཚད། དྲི་ཆུ་སྨུམ་ནག་ལྟར་རམ་ངོ་བོ་གར་ལ་ལྟ་བ་སེར་པོ་ཡོང་། ཁྲོད་ཁོག་གཡས་སྟོད་ཀྱི་མཆིན་པ་གནས་ཡུལ་དུ་མནན་ན་ན་བ། ལག་པའི་འཕར་རྩ་ཕྲ་ལ་གྲངས་མང་བ། མིག་སྤྲིན་དང་ཤ་མདོག་ལྗི་འོག་རྣ་རྒྱབ་བཅས་ཀྱི་མདོག་སེར་པོ་ཆགས་ན་གྲང་མཁྲིས་ཚ་བའམ་གཉན་ཁ་དང་བསྙོངས་པའི་ནད་རྟགས་རེད།

ཡང་གྲང་མཁྲིས་ཡིན་པ་གང་ཞིག་ལ་རྩ་དལ་ལ་ཁོང་ལྷོད་པ། ཆབ་རྟགས་སེར་ལ་སྐྱིས་མ་དཀར་པོ་དང་ཁ་དིག་ཁ་བ་སོགས་གོང་གི་ནད་རྟགས་བྱུང་ན་གྲང་མཁྲིས་ངོ་མ་ཡིན།

སྨན་བཅོས།

སྦྱིར་ན་སྨན་སེ་འབྲུ་པད་མ་འདབ་བརྒྱད། ཞེ་སེར། གསེར་དིག གར་ནག ༡༠ སོགས་གཏོང་། ཁྱད་པར་དུ་གཉན་ཚད་འདྲེས་ཡོད་ན་ཐོད་སྨན་གཏོང་མི་ཉན་པས་སྨན་དིག་ཏ ༨ གི་དིག གཡའ་ཀྱི ༢༥ གུར་ ༡༣ ཐང་ཆེན་ ༢༥ སོགས་གཏོང་། ཚད་པ་ཆག་ན་གོང་འཁོད་སྨན་སྦྱར།

གྲང་མཁྲིས་ངོ་མ་ཡིན་ན་གར་ ༡༠ པད་འདབ། ཞེ་སེར་སོགས་གཏོང་། དེ་ཡང་དང་པོ་སེ་འབྲུ་དྭངས་གནས་ཀྱིས་འཚོ་བའི་གཞི་

འཛིན་ཞིང་འཚུ་སྨན་གཏོང་ན་ཕན་ཆེ་བ་ཡིན།

ཟས་སྤྱོད།

ཆང་རག་དང་སྣུམ་ཅན་གྱི་ཟས་རིགས་རྣམས་སྤང་དགོས་པ་སོགས་མཁྲིས་སྨན་ལྟར་བྱས་ན་འགྲིགས།

༡༠༔ བད་ཀན་གྱི་ནད་བཅོས་ཐབས།

རྒྱ་གྲང་མོ་འཁྱུང་བ་དང་། འོ་མ་ལ་ཞུག་ཤིང་ཏོག་སོགས་བརྟེན་པ་ཟས་དྲགས་པ་དང་། ར་ཤ་ཐག་ཤ་གྲོ་སྲན་མ་ཞོག་ཁོག་སོགས་རོ་མངར་ལ་སྣུམ་ལྡིའི་རིགས་བསྟེན་དྲགས་པ། ཟས་དུས་མིན་ཟ་བ་དང་སྔ་མ་མ་ཞུ་བྱི་མ་ཟོས་པ་སོགས་ཀྱིས་ནད་འདི་སློང་གི་ཡོད།

ནད་རྟགས།

འཐར་རྩའི་རྒྱུ་བ་གཉིང་དུ་བྱིང་ཞིང་ཤེད་ཆུང་ལ་གྲང་དལ་བ། དྲི་ཆུའི་མདོག་དཀར་ལ་དྲི་རླངས་ཆུང་བ། མིག་སྤྲིན་དང་གདོང་མདངས་སོགས་སྐྱ་བོ་ཆགས་པ། ཕོ་བ་ན་བ། དང་ག་འགག་པ། ཟས་མི་འཇུ་ཞིང་རང་མདོག་བཤལ་སྐྱུགས་བྱེད་པ། མིག་ལྤྱིབས་དང་རྐང་བོལ་སྐྲངས་པ། ལུས་སེམས་ལྗི་བ། སྙིད་ལུག་པ། གཉིད་ལ་དགའ་བ། རྣབས་ལུད་མཆིལ་མ་མང་པ་སོགས་ཡོད་པ་རེད། ད་དུང་ཁ་ཤས་ལ་གྲང་

ཚ་རྒྱ་སྐྲུར་ཡངས་པ་དང་། ཕོ་བ་སྦོམ་པ་ཁྱད་པར་ཁ་ལག་ཟྲོས་རྩེས་ན་བ་བཙས་རེད།

སྨན་བཅོས།

བད་ཀན་གྲང་བའི་རིགས་ལ་ཐོག་མར་སྣ་སྐྱུའི་ཚིག་ཐང་བཏང་ན་ལུས་རྩོད་ཉམས་པ། ཟས་མི་འཇུ་བ། ཁོག་པ་སྦོམ་བརྒྱངས་བྱས་པ་བཅས་ལ་ཕན། ཡང་ན་ནས་སྔོན་པོའི་སོག་མའི་ཚིག་ཐང་བཏང་། ཕོ་བར་ན་ཟུག་རྒྱབ་པ་དང་། ཚ་ཤར་རྒྱབ་པ། སྐྱུགས་ལྷང་བྱེད་པ་སོགས་ཆང་མ་ཞུ་བའི་རིགས་ལ་ཕན། རྒྱམ་ཚའི་ཚིག་ཐང་བཏང་ན་མ་ཞུ་བ་ལ་ཕན་ཞིང་བཙའ་སྣ་རྒྱམ་ཚ་ཨ་རུ་ར་གསུམ་གྱི་ཐང་ཚན་མོས་བད་ཀན་གྲང་བ་སྤྱི་ལ་ཕན། ཡང་ན་མ་ནུ་བཞི་ཐང་གིས་ཀྱང་བད་ཀན་སྡུག་པོ་འཛིས་པ་ལ་ཕན།

བད་ཀན་སྤྱི་ལ་དུ་ལིས་ ༦ དང་། བདེ་བྱེད་སྐོམས་ལྡན། སེ་འབྲུ་དྭངས་གནས། སེ་འབྲུ་ ༢།༤ ཙོང་ཞི་བསིལ་སྦྱོར། ཀུན་བདེ། དུ་ལིས་ ༡༦ ཐག་གྲུ། གྲུབ་རིལ། གཡུ་རིལ་ ༡༢ ཙོང་ ༦ རིལ་པད། ཞི་ ༦ སོགས་བསྟེན་ན་འགྲིགས།

ཕྱི་བཅོས།

བད་ཀན་གྱི་ནད་ལ་རྫ་བཅོས་དགོས་པ་ཡིན་པས། མེ་དང་ཉི་མ་ལ་བསྲོ་བ། ཆུ་ཚ་པོའམ་ཆུ་ཚན་བདུགས་པ། འཁྲིག་དམ་མམ་ཤེལ་དམ་ནང་ཆུ་ཚ་པོ་བླུགས་ཏེ་ཕོ་བར་རྫོད་དུགས་རྒྱབ་པ། ཚ་མེར་བསྲོས་

པའི་དུགས་རྒྱབ་ནའང་ཕན་པོ་ཡོད། ཚོ་བ་དང་རྐེད་པར་འཁྱི་བའི་བགས་པ་དགྲི་བ་དང་། དལ་པོ་མ་སྦྱོང་པར་ཤུགས་ལས་བྱེད་པ་དང་། ལུས་རྩལ་སྦྱོང་བ་སོགས་བྱེད།

ཟས་སྤྱོད།

ཟས་སྤྱོད་ཡང་ལ་སྙོ་བའི་རིགས་ཀྱིས་བཅོས་དགོས་པ་སྟེ་སྔོ་སྔོང་ལ་ཆུ་སྐོལ་ལེགས་པར་བསྐོལ་བ་རྟག་པར་འཐུང་བ་དང་། སྦྲང་རྩི་དང་ཆུ་བསྲེས་ཏེ་འཐུང་བ། ཆང་རྙིང་པ་སོགས་འཐུང་ན་འཕྲོད་པོ་ཡོད་པ་དང་། གཞན་ཡང་ལུག་ཤ། གཡག་ཤ། ཉ་ཤ། གཡིའི་ཤ་སོགས་དང་སྐམ་སའི་འབྲུ་རྙིང་གི་ཟན་དང་ཙོང་ཞིའི་ཆུ་ཚན་འཐུང་བ་སོགས་ཕན་པོ་ཡོད་པ་རེད། སྤྱོད་ལམ་ལུས་སེམས་གཉིས་ཀས་ལས་བྱེད་དགོས་པ་སྟེ་ས་བརྐོ་བ་དང་རྒྱུགས་པ། བསམ་བློ་གཏོང་བ། ལུས་རྩལ་སོགས་བྱས་ན་བད་ཀན་ནད་ལ་ཕན་ཆེ་བ་ཡིན།

སྦྱང་བྱ།

བད་ཀན་ནད་པ་རྣམས་ཀྱིས་རོ་མངར་བའི་ཟས་དང་ལན་ཚྭ་བའི་རིགས་ཉུང་ཙམ་ཟ་དགོས་པ་དང་། རྒྱུན་དུ་ཨ་ལུ་དང་། གྲོ་མ་གྲོ། ཤིང་ཏོག་མ་སྨིན་པ་དང་མངར་མོའི་རིགས། མང་ཟ་མང་འཐུང་བྱེད་པ། ཤ་སྤུད་རྙིང་རུལ། འོ་མ་ཞག་ཤ་སོགས་ཉུང་ཙམ་ཟ་དགོས། སྤྱོད་ལམ་ཆུ་གྲང་མོར་ཞུགས་པ་དང་། ས་བརླན་ཐོག་བསྡད་པ། ལུས་ཁམས་འཁྲུགས་པ། དུས་མིན་ཁ་ལག་ཟ་བ་སོགས་འཛེམས་ཆ་བྱེད་དགོས།

༡༡༔ བད་ཀན་སེར་པོ་བཅོས་ཐབས།

མཁྲིས་པ་ཕོ་ཁར་འདྲིལ་བ་ཡིན། བད་ཀན་སེར་པོ་མཁྲིས་པའི་ཁ་ལུད་ཡིན་ཟེར། ནད་རྟགས་ནི་དང་ག་མི་བདེ། ཞེ་སེར་ལངས་པ། མགོ་ན་བ་སྐྱེ་དོན་དུ་བད་ཀན་དང་མཁྲིས་པ་འདྲེས་པ་ཡིན།

སྨན་བཅོས།

སྨན་སེ་འབྲུ་པད་མ་འདབ་བརྒྱད། རིལ་པད། ཞི་སེར། གསེར་མདོག ༤ གསེར་དིག གར་ ༡༠ སོགས་བཏང་ན་འགྲིགས།

༡༢༔ བད་ཀན་སྨུག་པོ་བཅོས་ཐབས།

ཆང་རག་དང་སི་པན་སོགས་ཟས་སྐོམ་ཚ་སྐྱུར་རིགས་བསྟེན་དྲགས་པ། ཕོ་ཚད་དུ་ཡ་ཐོག་སྨན་བཅོས་མ་བྱེད་པ། ཕོ་བའི་ཆུ་སྐྱུར་མང་དྲགས་པ། ལྟོ་ཆས་ཟ་དྲགས་པ་སོགས་ཀྱི་ཡོང་།

ནད་རྟགས།

ཕོ་མཆིན་མི་བདེ། མིག་རྩ་དམར་སེར་ལ་གྲང་རྒྱབ་མདུན་ན་བ།

བྲང་ཚ་རྩ་སྐྲུར་ལངས་པ། བཤང་བ་འགགས་ཤིང་སྐམ་པོ་བབས་པ། ལག་པའི་མཆོན་རྩ་ཞན་པ། ཚ་ཀྲིན་དང་བསྡོངས་ན་འབུར་ལ་འདྲིལ་བ་ཡང་ཡོང་། ཆབ་རྟགས་ཐལ་ཆེར་ཁ་དོག་དམར་སྨུག་ཀྱུ་ཡ་ཆེ་བ་ཡོད།

སྨན་བཅོས།

ཅོང་ ༢༡ ཅོང་ ༦ གྲུབ་རིལ། ཐང་ཆེན་ ༢༥ དང་། གཡུ་རིལ་ ༡༣ ཟླ་ཤེལ། ཟླ་བདུད། རིལ་པད། མན་བསིལ་སོགས་བཏང་ཞིང་འབྲིལ་ཡོད་ཟླ་གཉན་གྱི་ནད་ཡོད་ན་མདེ་ཁ་བསྐྲུར་བའམ་སྦྱིལ་བའི་གཉེན་པོ་སྦྱོར་ན་འགྲིགས།

༡༣ཿ བད་རླུང་མགོ་འཁོར་བཅོས་ཐབས།

ཁྲག་མང་དུ་ཤོར་བ་དང་། ཟས་བཅུད་མི་ལྡེང་བ། ཟུངས་ཁྲག་ཉུང་སྐྱོན་ལས་བྱུང་བའི་ནད་ཅིག་ཡིན།

ནད་རྟགས།

མགོ་བོ་འཁོར་ནས་བཟི་འཐོམ་ལངས་པ་དང་། ལུས་ཁམས་ལྕི་སྣང་འཚོར་བ། ཁྲག་ཤེད་དམའ་བ་དང་། སོ་སྐྱིལ་དང་མིག་ལྤིབས་སེན་མོ་གདོང་མདོག་སྐྱ་བོ་ཡོང་། ལུས་ཀྱི་པགས་པ་རྩུབ་པོ་ཆགས་པ། གཡང་ས་དང་འཁོར་ལོའི་རིགས་མཐོང་ན་མགོ་འཁོར་བ་སོགས་ཡོད།

སྨན་བཅོས།

ལུག་ཟླད་རིལ་བུ། བདུད་རྩི་ ༡༡ བརྒྱད་ལྡ། ཐང་ཆེན་ ༢༤ ཨར་བརྒྱད། ཨ་གར་ ༢༠ སོགས་གཏོང་རྒྱུ་དང་། སྤྱི་གཙུག་ལ་སྦྲ་ལྡན་གསེར་ཁབ་དང་། ཚབས་ཆེ་བར་སློ་བཞི་བསྒོམས་ཀྱང་ཕན་ཆེ་བ་ཡིན།

ཟས་སྤྱོད།

དྭངས་མ་གསོ་ཐབས་དང་འཇུ་སྟོབས་འཕེལ་ཐབས་ཐོག ཟས་བཅུད་ཆེ་རིགས་བསྟེན་རྒྱུ་དང་། རླུང་བསེར་བུ་དང་། གཏམ་མི་སྙན་པ་སོགས་ཐོས་སུ་བཅུག་རྒྱུ་མེད།

༡༨ཿ ཕོ་ནད་མ་ཞུ་བ་ [མེ་དྲོད་ཉམས་པ་] བཅོས་ཐབས།

རྗེན་པ་དང་མ་ཚོས་པ། ཆུ་གྲང་འཐུང་དྲགས་པ། ལུས་འཁྲུགས་པ། བསིལ་སྨན་སོགས་ཡུན་རིང་བསྟེན་པ་སོགས་ལས་བྱུང་།

ནད་རྟགས།

ལྟེན་སྣའི་འོག་ཏུ་ན་ཞིང་ཕོ་བ་སྦོས་རྒྱངས་བྱེད་པ། གག་སྐྱིག་རྒྱབ་པ། ཟས་ཟོས་རྗེས་ཟུག་ལངས་པ། དང་ག་མེད་པ། སྐྱུགས་པ་ཟས་མདོག་སྐྱུགས་པ། བཤལ་བ་སོགས་ཡོང་། མ་ཞུ་གསར་པ་

ཡིན་ན་བལྷ་ཙ་སྦོམ་ལ་མཁྲང་བ་དང་། རྙིང་བ་ཡིན་ན་ཕྲ་ཞིང་ཤེད་ཆུང་བ་
འཐར་བ་ཡིན།

སྨན་བཅོས།

དངས་གནས། སེ་འབྲུ་ ༡།༤ རྒྱམ་ཚ་བཞི་ཐང་། ཅོང་
ཞི་ཐུར་ནིས། ཞི་བྱེད་དྲུག་པ། དཀར་པོ་དྲུག་སྦྱོར། ཏུ་ཏ་ ༦
གཡུ་རིལ་ ༡༢ ཟླ་ཤེལ། དགས་སྨན་ ༡༤ མ་ཁྲུ་སྙིང་པ་ལ་ཟླ་
ཤེལ་དང་རིན་ཆེན་མང་སྦྱོར་འཕྲོད། མ་ཁྲུ་བ་སྦོས་རྒྱངས་ཆེ་ཞིང་ལྗེམས་
པ་ལ་ལྷུ་ག་བརྒྱད་སྦྱོར་གཏོང་ན་ཤིན་ཏུ་ [ཁྲོ་བོས་གསར་སྦྱོར་ཁྱུས་པ་] ཕན།

ཟས་བཅོས།

ཕོ་རངས་ཆུ་སྐོལ་འཐུང་པ་དང་། ཟས་ཉུང་དུ་བཏང་སྟེ་སྐྱུང་བར་
གནས་དགོས། ལྷག་པར་ཁ་ཟས་དུས་ཐོག་ཟ་བ་ལས་ལྷུ་མ་མ་ཁྲུ་བར་ཕྱི་
མ་མི་ཟ་རྒྱུ། འཇུ་དཀའ་བའི་རིགས་འཛེམས་དགོས།

སྤྱོད་ལམ།

ཆུ་གྲང་མོ་ལ་ལུས་མི་འཁྲུ་བ་དང་། ལུས་ཁམས་འཁྲུགས་རྒྱུ་
མེད་པ། ལྷག་པར་ཕོ་བར་སྣུམ་བུ་ཡང་ན་རས་སོགས་དཀྲིས་ཏེ་དྲོ་བཅོས་
བྱེད་དགོས། ཟས་ཟོས་རྗེས་ལས་ཀ་བྱེད་པའམ་འཁྲམས་འཁྲམས་མང་
ཙམ་བྱེད་པ། ཕོ་བར་དུགས་རྒྱག་པ་སོགས་བྱེད་ན་ཕན་པོ་ཡོང་།

༡༤ཿ ཕོ་ཚད་ཀྱི་ནད་བཅོས་ཐབས།

ཆང་མང་འཐུང་བ་དང་། རྡུལ་སྲུངས། བཙོག་པ། ཚ་སྐྱུར། ཟས་དུག་ཕོག་པ་སོགས་ལ་བསྟེན་ནས་འབྱུང་།

ནད་རྟགས།

ཕོ་བར་ཟུག་ཆེ་བ་དང་། ཚ་ཡོང་རྒྱབ་པ། ཞེ་མེར་ལངས་པ། སྐྱུགས་པ་ཤོར་བ། ཁོག་པ་བཤལ་བ། འཁྲིག་པ། འབྲུ་མདོག་དམར་སེར་བཤལ་བ། ཁ་ལག་ཟོས་རྗེས་ན་བ། ལུས་སྤོབས་ཤོར་བ། འཕར་རྩ་སྦྲོམ་ཞིང་རྒྱས་ལ་ཕོ་བའི་རྩ་གྲིམས་པ། དྲི་ཆུ་དམར་སེར་དྭངས་ལ་དྲི་མ་ཆུང་བ་སོགས་ཡོང་།

སྨན་བཅོས།

ཕོ་བའི་གཉན་ཚད་བཅག་སྨན་ཟླ་ཤེལ། བདེ་སྨུག གྲུབ་རིལ། ཞི་སེར། བྲག་ ༨ བྲག་ཁྲུང་། ཐང་ཆེན་ ༢༥ རྣ་ཁྲུང་། ཞི་ཁྲུང་། སོགས་འབྲིལ་ཡོད་ནད་ལ་བརྟག་སྟེ་གང་དགོས་བསྟེན་ན་འགྲིགས། ཚ་བ་དང་བསྒྲོངས་ན་འབྲུལ་ཐང་ + བྲག་ ༨ བཏང་ན་ཕན་ཆེ།

ཟས་སྤྱོད།

མང་ཟ་མང་འཐུང་དང་། ཆང་རག་རུལ་སུངས། ཚ་སྐྱུར་གྱི་རིགས་དང་། སྤྱོད་ལམ་འཁྲུགས་ལས་ཤུགས་ཆེ་བྱེད་རྒྱུ་མེད།

༡༦ཿ རྒྱུ་འགགས་ཀྱི་ནད་བཅོས་ཐབས།

རྒྱུ་མ་རླུང་གིས་གཙུས་པ་དང་། གཉན་ཚད་ཀྱིས་རྒྱུ་མ་འབྱར་བ། སྲིན་བུ་བསྒོངས་ནས་རྒྱུ་མ་འགགས་པ། ཟས་བཅོག་པ་དང་། རུལ་སུངས་ཕྱིན་པའི་ཟས། རྗེན་པ་དང་གྲང་མོའི་རིགས་སོགས་ཀྱིས་ནད་འདི་ཡོང་གི་ཡོད།

ནད་རྟགས།

རྒྱུ་མར་གཟེར་ཟུག་རྒྱབ་པ་དང་། ཚ་བ་རྒྱས་པ། སྐོམ་དད་ཆེ་བ། དང་ག་མེད་པ། ཟས་སྐོམ་འཇུ་མི་ཐུབ་པ། ལྟེ་བའི་ཉེ་འཁོར་ལ་ལྷང་དུབ་ཅན་གྱི་ན་ཟུག་གཏོང་བ། ཞེ་མེར་ལངས་པ། ཁོག་པ་སྦོས་པའམ་བཤང་བ་དང་འོག་རླུང་འགགས་པ། འཐར་རྩའི་རྒྱུ་བ་ཞན་ལ་གྲངས་མགྱོགས་པ། ཆབ་རྟགས་དམར་སེར་ལ་ལྦུ་བ་སོབ་པ། ལྕེ་ལ་དྲིགས་པ་མང་དུ་ཆགས་པ་བཅས་རེད།

སྨན་བཅོས།

ལྟེ་བའི་ཉེ་འཁོར་ལ་ནད་ལྟང་དུབ་དང་ཟས་སྐོམ་སྐྱུག་ན་གསེར་མདོག ༤ གཡུ་རིལ་ ༡༣ གསེར་ཁྲུང་གཏོང་། རྒྱུ་མར་ཟུག་གཏོང་བ་དང་བཤང་བ་བཀག་ན་ཞི་ ༦ ཞི་ལྷུམ། ལྷུམ་རྩ་གསུམ་ཐང་། ཞི་སེར། ཞི་ཁྲུང་། ཨ་གར་ ༣༤ སོགས་གཏོང་།

ཁྱི་བཅོས།

ནད་ཚབས་ཆེ་ན་ཆུ་བསྐོལ་བའི་དུགས་རྒྱབ་པ་དང་ཡང་ན་ཆུ་ཚ་པོ་འཁྱིག་དམ་ནང་བླུགས་ཏེ་དུགས་རྒྱབ་དགོས། རྒྱུ་འཁྲིལ་ཡིན་ན་ནད་པ་རང་ཉིད་ཀྱིས་སྟུག་རུས་བྱས་ཏེ་རྒྱུགས་ཤར་གང་ཙམ་སློད་ན་ལམ་སེང་ཕན་ཐུབ། ཡང་ན་སྨན་པས་རྡོབ་སྟེ་དངངས་བཙུག་ཀྱང་ཁ་ཤས་ལ་ཕན་གྱི་ཡོད། དེས་ཀྱང་མ་ཐུབ་ན་རྒྱུ་མའི་གསང་ལ་མེ་རྒྱབ་ན་འགྲིགས། ཡང་ན་སྨན་ཁང་དུ་གཏོང་ན་ལེགས།

༡༥ཿ རྒྱུ་ཚད་བཅོས་ཐབས།

རྒྱུ་ཚད་ཀྱི་བཅོས་ཐབས་ཕོ་ཚད་ཀྱི་སྨན་ལྟར་བསྟེན་ན་འགྲིགས། [བཅོས་ཐབས་ཨང་ ༡༤ འདྲ་མཚུངས།]

༡༨༔ རྒྱུ་ལྷག་གི་ནད་བཅོས་ཐབས།

རྒྱུ་ལྷག་གི་ནང་ཟས་སྐྱིགས་ཁེངས་ཏེ་ཁ་ཟས་མཁྲིག་རྫོག་དང་། ཛེན་རིགས། མངར་སྐྱུར། གྲང་མོ་སོགས་ཟ་བ་ལ་བསྟེན་ནས་གཉན་ཁ་རྒྱས་པའི་ནད་ཅིག་རེད།

ནད་རྟགས།

གྲོད་ཁོག་གཡས་ངོས་སམ་ལྟེ་བའི་ཐད་གཡས་གཡོན་དུ་གློ་བུར་ན་ཟུག་ཤུགས་ཆེ་ལངས་པ་དང་ཁ་ཟས་སྐྱུགས་པ། ཚ་བ་འཕར་བ། དབྱི་མགོ་གཡས་ཀྱི་སྣ་ཟུར་ནས་ལྟེ་བའི་ཕྱོགས་སུ་སོར་བཞི་གཞལ་བའི་སར་མནན་ན་ན་བ་དང་། ལག་པའི་འཕར་རྩ་གྲིམས་ཤིང་མགྱོགས་པ། ཁྱད་པར་དུ་རྐང་པ་ཤར་སེ་ཐུར་དུ་རྐྱང་མི་ཐུབ་པ་བཅས་ཡོད།

སྨན་བཅོས།

སྤྱིར་བཏང་སྨན་བྲག་ཁྱུང་། ཞི་ཁྱུང་། རུ་ཁྱུང་། ཅིག་ཐུབ་རིལ་བུ། ཁྱུང་ལྔ། ཞི་ལྗུམ། ཞི་རྫུམ་ཁྱུང་ལྔ་བསྟུན་པ་བཅས་གཏོང་ཆོག སྨན་གྱིས་མ་ཕན་ཞིང་ཚབས་ཆེ་ན་སྨན་ཁང་གཞན་དུ་གཏོང་དགོས།

༡༧ཿ སླང་འཐབ་ཀྱི་བཅོས་ཐབས།

ནད་རྟགས།

སླང་འཐབ་ནི་སློ་བུར་དུ་ཐོ་བར་ཟུག་རྒྱབ་ཟེ་ལྡང་དུབ་ཅན་ཡོད། འདི་སྨིན་དུས་བསླངས་པའི་སྨིན་སླང་དང་། མ་འཕྲོད་པའི་ཟས་ཀྱིས་བསླངས་པའི་སླང་འཐབ་སོགས་ཡོད།

སྨན་བཅོས།

སྨིན་སླང་ལ་སྨན། ཁྲུང་ལྔ་དང་། ཚ་སྨན་སླང་འཐབ་རིལ་བུ། འཆི་མེད་སྨིན་སེལ། རུ་ཁྲུང་། གཡུ་ཁྲུང་སོགས་གཏོང་ན་འགྲིགས།

མ་ཞུ་གྲང་འཁྲུགས་ཀྱི་སླང་འཐབ་ལ་དུགས་ ༡༤ ཞི་ ༦ རྒྱམ་ཚ་དྲུག་པ། གཡུ་ཁྲུང་། ཟླ་ཤེལ། བཅའ་སྒྲ་ ༨ སྦྱོར། ཕན་པ་ཀུན་ལྡན་སོགས་བཏང་ན་ཕན་ནོ།

ཟས་བཅོས།

ཉ་ཤ་དང་ཕག་ཤ། ཚོད་མ། ཚ་གྲང་ཐ་ལ་བའི་ཟས་སོགས་སྤང་ན་འགྲིགས།

༢༠༔ རྒྱ་རིམས་ནད་བཅོས་ཐབས་

[ཚ་འཁྲུ། གྲང་འཁྲུ།]

ཀུ་བཙོག་པ་དང་ཁ་ཟས་རྙིང་པ་སོགས་ལ་བརྟེན་ནས་ཡོང་གི་ཡོད།

ནད་རྟགས།

རྒྱ་རིམས་འདི་ལ་དམར་པོ་ཁྲག་བཤལ་བ་དང་ཆུ་ལྟར་འཁྲུ་བ་རིགས་གཉིས་ཡོད། ༡༔ ཚ་བ་དང་བསྙོངས་ན་ཁྲག་དང་བེ་སྣབས་འཁྲུ་བ་ཡིན། ཟ་ཚ་བ་དང་ཕྱོགས་འདྲ་ཞིང་སྐྱུན་པ་སྐྱེ་ཐུང་ཐུང་འཐར་བ་དང་། ཆབ་རྟགས་མར་ཁྲུ་འདྲ་བ་ཡོད། གཞན་ཡང་རྒྱ་མའི་ནང་འུར་འཁྲོག་བྱེད་པ་དང་། གཙུས་འདྲིལ་རྒྱབ་སྙེ་ན་བ། དང་པོ་བེ་སྣབས་དང་དེ་རྗེས་ཁྲག་འཁྲུ་བ་ཡིན།

བཅོས་ཐབས།

ཐོག་མར་ཨིཆ༡་བཞི་ཐང་ཡོད་ན་དང་། མེད་ན་འབྲུལ་ཐང་། ནོར་བུ་བདུན་ཐང་གཏོང་དགོས། དེ་རྗེས་ཚབས་ཆུང་བ་ལ་བྲག་ཞུན་ ༥ མཁྲིས་ཕྱི་ ༢༥ གསེར་མདོག་ ༡༡ ཚབས་ཆེ་བ་ལ་བྲག་ཁྱུང་། འབྲི་ལུགས་སྨན་ནག གཡུ་སྙིང་ ༢༥ གསེར་ ༤ སོགས་གཏོང་། མཁྲིས་ཕྱི་ ༧ པ་དང་དུ་རྡིག་ ༢༥ ཡང་འཕྲོད།

ཟས་བཅོས།

ཟས་འཇོམས་བྱ་རྒྱུ་ཤིན་ཏུ་གལ་ཆེ་བས་འབྲས་ཐུག་སླ་པོ་ཙྭ་དང་མར་སོགས་ཉུང་བའི་ཐུག་པ་འཕྲོད།

སྤྱོད་ལམ།

སྤྱོད་ལམ་འཁྲུགས་ལས་སོགས་འཇོམས་དགོས།

སྤང་བྱ།

ཤ་དང་། རྩམ་པ་སོགས་ཁ་ལག་ཚ་པོའི་རིགས་ཟ་རྒྱུ་མེད་པ་མ་ཚད། ཆང་དང་ཨ་རག ཆུ་གྲང་མོ། ཇ་མངར་གྲངས་མོའི་རིགས་ཀྱང་སྤང་དགོས་པ་ཡིན།

༢༔ ཆུ་ལྟར་འཁྲུ་བ་འདི་མེ་དྲོད་ཉམས་པར་མ་འཕྲོད་པའི་ཟས་སྤྱོད་ཀྱིས་བསླངས་པའི་ནད་ཡིན།

ནད་རྟགས།

རྩ་རྒྱུ་ངེས་གཏན་དེ་ཙམ་མེད་རུང་དང་པོ་ཟས་མདོག་འཁྲུ་བ་དང་། དེ་རྗེས་རྒྱུ་བཞིན་འཁྲུ་བ། དེ་རྗེས་བེ་སྐབས་ཟུག་དང་བཅས་འཁྲུ་ཐེངས་མང་བ། ལུས་ཤེད་ཤོར་བ། མིག་དིབ་པ། སྐབས་རེ་སྐྱུགས་པ་དང་བ་སྤུ་ལངས་པ། ཉ་ལོག་པ་ཡང་ཡོང་།

བཅོས་ཐབས།

དང་པོ་ཁོ་ནར་ནོར་ ༧ འགྲུལ་ཐང་གང་རྡུང་སྤུན་གཅིག་བཏང་ཛེས་དུགས་ ༡༥ གསེར་ ༥ ད་ཧྲིག་ ༢༥ ཟྲག་ ༦ ཚ་བ་ཙུང་ཡོད་ན་གཡུ་སྙིང་ ༢༥ བཏང་ན་ཕན་ཆེ། མ་འཕྲོད་པའི་རིགས་ལ་ཟླ་ཞེལ་ཕན་ཆེ་བ་ཡིན། ཡང་དེང་སང་བཅོས་ཐབས་ལུས་ཁམས་ཀྱི་ཆུ་ཉམས་པ་གསོ་བྱེད་སྨན། ཆུ་ལི་ཀྲར་ ༡ ལ་བྱེ་མ་ཀ་ར་སྦུར་མགོ་གཉིས། སོ་ཀྲ་སྦུར་མའི་བཞི་ཆ་ ༡/༤ ཚྭ་སྦུར་མའི་བཞི་ཆ་ ༡/༤ སླུགས་ཏེ་བསྐོལ་བའི་ཆུ་ཉིན་གཅིག་ལ་ལི་ཀྲར་ ༢/༣ བར་འཐུང་ན་ཤིན་ཏུ་ཕན་ཆེ་བ་ལག་ལྡངས་མ་ཡིན།

ཟས་སྤྱོད།

ཆུ་སྐོལ་དང་འབྲས་ཐུག འབྲས་ཡོས་སོགས་དང་ལུས་ཁམས་ལ་རྩོ་བཅོས་བྱེད་རྒྱུ་དང་། ཆུ་གྲང་འཐུང་བ་དང་ལུས་འགྲུལ་བ་སོགས་བྱ་མི་རུང་།

༢༡༔ རྒྱུ་སྲིན་ནར་མོའི་བཅོས་ཐབས།

འདི་ལ་རླུང་སྲིན་སྦུར་མ་འདྲ་བ་ཡང་ཟེར། མ་སྨིན་པ་དང་ཟས་སྙིང་པ་བཙོག་པ་སོགས་ཀྱིས་སྲིན་བུ་འདིར་ཟས་སྤྱོད་ཕོག་སྦུག་བྱུང་བའི་ནད་ཅིག་རེད།

ནད་རྟགས།

ལྟེ་བའི་གཡས་གཡོན་དུ་ཟུག་ཤིན་ཏུ་ཆེ་བ་དང་། གཅུས་དྲིལ་རྒྱབ་པ། ཙུལ་གནོན་པ། སྐྱུག་ལྡང་བྱེད་པ། འོག་རླུང་དང་བཤང་བ་འགགས་པ། དུས་རྒྱུན་ཁ་དང་བཤང་ལམ་ནས་སྦྲིན་བུ་ནར་མོ་དོན་པ་བཅས་རེད།

སྨན་བཅོས།

སྨན་རྩ་ཁྱུང་། ཞི་ཁྱུང་། ཁྱུང་ལྔ། གཡུ་ཁྱུང་། ༡ཆེ་སྦྲིན། ཆིག་ཐུབ་རིལ་བུ་སོགས་གཏོང་ན་འགྲིགས།

༢༢ཿ རྒྱུ་སྦྲིན་ལེབ་མོའི་བཅོས་ཐབས།

བད་སྦྲིན་དྲུ་གུ་བསྐོངས་པ་ཞེས་ཀྱང་ཟེར་བ་འབུ་ལེབ་དཀར་པོ་སྣེ་འབྲུད་རྒྱུ་ཐུག་འདྲ་བ་དེར་ཕོག་ཐུག་བྱུང་བའི་ནད་ཅིག་རེད། ཟས་སྐོམ་བཙོག་པ་དང་། ཆུ་གྲང་མོ། ཕག་ཤ་དང་ཤ་བརྗེན་པ་ཟ་བ་སོགས་ཀྱིས་ནད་འདི་སློང་གི་ཡོད།

ནད་རྟགས།

བཤང་བ་མཉམ་དུ་འབུ་དཀར་ལེབ་མོ་དོན་པ་དང་། ལུས་སྟོབས་རིམ་གྱིས་ཉམས་འགྲོ་བ། ཁོག་པ་བདེ་པོ་མེད་པ། ཐོ་རངས་ཞེ་མེར་

ལངས་པ།   མིག་སྤྲིན་ལ་ནག་ཐིག་བྱུང་བ་སོགས་ཡོད།

སྨན་བཅོས།

སྨན་འཆི་མེད་སྲིན་སེལ།   གསེར་ ༡༡   ཐྲི་ཧྲང་བདུན་པ། ཁྱུང་ལྔ།   གསེར་མདོག་ ༤   ཞི་ཁྱུང་སོགས་གཏོང་ན་འགྲིགས།

ཟས་སྤྱོད།

ཕག་ཤ་དང་ཟས་སྐོམ་བཙོག་པའི་རིགས་སྤང་དགོས།

༢༣༔   ཀླུ་སྲིན་ཕྲ་མོའི་བཅོས་ཐབས།

མཁྲིས་སྲིན་ཤ་འབུ་འདྲ་བ་ཞེས་ཀྱང་ཟེར།   འདི་ནི་ལོང་གི་ནང་དུ་གནས་ཏེ་གཞན་སྲིན་ཡང་ཟེར་བ་དེར་ཕོག་ཐུག་བྱུང་བ་ཞིག་རེད།   ཟས་སྐོམ་བཙོག་པ།   ཆུ་གྲང་མོ།   ཉོ་དར་བ་སོགས་ཀྱིས་སློང་གི་ཡོད།

ནད་རྟགས།

བཤང་བ་མཉམ་དུ་འབམ་གཞང་ནས་འབུ་ཕྲ་མོ་དོན་པ་དང་། གཞང་ཁར་ན་ཟུག་གཏོང་ཞིང་ཟ་འཕྲུག་ཆོད་མེད་སོགས་འབྱུང་གི་ཡོད།

སྨན་བཅོས།

འཆི་མེད་སྲིན་སེལ་དང་། ཏྲི་ཏང་ ༧ ཁྲུང་ལྔ། ཡ་བཀྲ་ར་ ༧ པའི་སྡེང་ཁྲུང་སྔ་བསྟན་དེ་གཏོང་ཚོག

༢༨༔ དྲི་མ་འགགས་པའི་ནད་བཅོས་ཐབས།

མ་ཞུ་བ་དག་བད་སྨུག་ཚད་རྙིང་སྲིན་འབྲུགས་པ་སོགས་ལ་བརྟེན་ནས་ནད་འདི་འབྱུང་གི་ཡོད། ཚ་བ་འཕར་བ། འོ་མ་དང་། ཤ་རྙམ་པོ་སོགས་ཟ་དྲག་པ་ལ་བརྟེན་ནས་ནད་འདི་སློང་གི་ཡོད།

ནད་རྟགས།

ཁོག་པ་སྦོས་བརྒྱངས་བྱེད་པ་དང་། གག་སྐྲེག་རྒྱབ་པ། འོག་རླུང་དང་བཤང་བ་མི་ཐོན་པ། བཤང་བ་བབས་ཀྱང་སྐམ་པོ་ཤ་རིལ་འདྲ་བ། རྒྱུ་ཞབས་ལ་ན་བ་བཅས་ཡོད།

སྨན་བཅོས།

ཞི་བྱེད་ ༦ ཞི་ལྷུམ། ལྷུམ་ཕྱེ་རྐྱང་པ། ལྷུམ་རྩ་གསུམ་ཐང་བཅས་གཏོང་དགོས། ཡང་དོང་གཞི་ནད་སྐྱིང་ལེབ་མའི་ཐང་འཐུང་

ནའང་བབས་ཐུབ། ཞུག་ལྟུམ་བདང་ནའང་ཐུབ། ཚབས་ཆེ་ན་འཛམ་ཛི་གཏོང་དགོས་པ་ཡིན།

ཟས་སྤྱོད།

རྒྱུན་དུ་བཤང་བ་འགག་པའི་ཁ་ལག་དཔེར་ན་ཤ་དང་ཁྲག་ཤ་སོགས་ཟ་རྒྱུ་མེད་པ་ཡིན།

༢༤༔ སྐྲ་ཐབ་ཀྱི་ནད་བཅོས་ཐབས།

འདི་ནི་ཟུངས་ཁྲག་ཅུང་སྐྱོན་ལས་བྱུང་བའི་ནད་ཅིག་ཡིན་པ་དང་། སྤྱིར་བདང་ཡོ་བ་དང་མཆིན་པའི་བྱེད་ལས་ཞན་པ་ལས་བྱུང་བ་ཞིག་རེད།

ནད་རྟགས།

གདོང་པ་དང་མིག་ལྤིབས་རྐང་བོལ། ངར་གདོང་སོགས་གཡོ་ཞིང་སྐྲངས་པ་དང་། མཆུ་དོ་སོ་ཀྱིལ་སེན་མོའི་སྐྲག་མདངས་ཤོར་ནས་སྐྲ་ཤས་ཆགས་པ། དབུགས་རྫམ་པ་དང་ལུས་ལ་ཤུགས་མེད་པ་བཅས་རེད།

སྨན་བཅོས།

སྤྱིར་བདང་སྨན་སེ་འབྲུ་ཀུན་བདེ། དུ་ཡི་ ༡༦ ཚུ་གང་བདེ་བྱེད་གཏོང་། དེ་ཆུ་སེར་ཞིང་ཚ་བའི་རྟགས་ཡོད་ན་འབོལ་སྨན་བདུན་པ།

གུར་གུམ་ཆུ་འབེབས། སེ་འབྲུ་ཉི་དགའ། སྨང་ཆེན་ཆུ་བསྐུར་སོགས་གཏོང་རྒྱུ་དང་། སློ་དང་བསྔོངས་ན་ཨ་གར་ ༡༥ དང་། ཙུ་གང་ ༢༥ སོགས་ལྷག་སྦྱོད་དམ་ཆུ་སྨན་སྤེལ། གཞན་མ་བདུད་རྩི་གསུམ་སྦྱོར་ལ། སྐྱུ་རུ་ར་དང་། ཅུ་སྒྲ། དུ་ཡིས། ལྷུམ་འབྲུ། ཡི་ག་དུར་བསྣན་པའི་བདུད་རྩི་བརྒྱད་སྦྱོར་འདི་ཆུ་སྨན་སྤྱི་ལ་ཤིན་ཏུ་ཟབ།

༢༦༽ འོར་གྱི་ནད་བཅོས་ཐབས།

གཞི་རྩ་ཆུ་གསགས་པའི་ནད་གཞི་ཡིན་ཞིང་ཤ་བགས་པར་ལ་ཆུ་སེར་ཁེངས་པའི་ནད་ཅིག་རེད།

ནད་རྟགས།

རྩ་རྒྱུད་ཐམས་ཅད་ལ་ཚ་འཁྲུག་རྒྱབ་པ་དང་། ལུས་ཁམས་ལྗི་བ། ལུས་ཡོངས་སྐྲངས་པ། ལྷག་པར་དུ་གདོང་དང་། བྲང་གཞུང་། གསུས་པ། ཆུ་སོ། རྐང་བོལ་བཅས་སྐྲངས་ཡོད་། གཡོགས་གཡས་གཡོན་གང་འོག་ཏུ་ཐབ་ནས་ཉལ་རྒྱུང་དེ་ཕྱོགས་སྐྲངས་ཡོང་བ་ཡིན། ཚ་བ་ཡོད་པར་རྩ་ཕྲ་ལ་མགྱོགས་པ་དང་། ཆུ་རྟགས་སེར་ཤས་བབས་ཉུང་བ་ཡིན།

སྨན་བཅོས།

སྤྱི་ལ་གོང་གི་སྐྲ་ཐབ་ཀྱི་སྨན་རྣམས་འཕྲོད་པ་དང་། བདེ་བྱེད་ཆུང་འབྲིང་ཆེ་གསུམ་ལ་སྐྱུ་རུ་རའི་ཐང་གིས་ཧ་བྱས་ནས་གཏོང་བ་སོགས་བྱེད་དགོས།

༢༧ཿ དམུ་ཆུའི་ནད་བཅོས་ཐབས།

སྐྲ་ཐབ་འོར་དུ་གྱུར། འོར་དམུ་ཆུར་གྱུར་ཏེ་ལུས་ཁམས་ཡོངས་ལ་ཆུ་བསགས་པའི་ནད་ཅིག་ཡིན།

ནད་རྟགས།

གཅིན་པ་བབས་ཉུང་བ་དང་། མིག་ལྟེབས་དང་རྐང་བོལ་སོགས་སྐྲངས་པ། དབུགས་བསགས་པ། ཟས་འཇུ་མི་ཐུབ་པ། སྙིང་གཡུགས་ཆེ་བ། ཕོ་བ་ལྟེམས་པ། ཁ་ཤས་ལ་གློ་རྒྱབ་པ། དབུགས་འཚང་བ། སྐོམ་ཚད་ཡངས་པ། རིམ་བཞིན་ཕོ་བ་དང་བྲང་ཁོག་སོགས་ལུས་ཡོངས་སྐྲངས་ཡོང་གི་ཡོད། འཕར་རྩའི་རྒྱུ་བ་བྲིང་ཡང་གཏིང་གྲིམས་པ། དྲི་ཆུའི་མདོག་དམར་སེར། ལྕེ་སྟེང་དྲིག་པ་སྐྱ་སེར་མཐུག་པོ་བྱུང་བ་སོགས་ཡོད། ནད་འདི་གྲང་ཤས་ཆེ་ན་ན་ཟུག་ཆུང་བ་དང་། ཁོག་པ་སྟོ་འཁྲིག་བྱེད་པ། ལུས་ལྕི་ལ་དབུགས་བསགས་པ། མིག་སྐྱིན་དང་སེན་མོ། སོ་རྙིལ་སོགས་སྐྱ་བོ་ཆགས་པ། སྐྲངས་པ

གསོབ་ལ་ཐེབ་རྗེས་ལེན་པ། འཕར་རྩའི་རྒྱུ་བ་ཕྲ་ལ་བྲིང་བ། ཆབ་རྡགས་མདོག་སྔོ་ཤས་ཆེ་བ་དང་ལྷུ་བ་གསོབ་པ་བཅས་ཀྱང་ཡོང་གི་ཡོད།

སྨན་བཅོས།

ནད་འདི་བཅོས་པར་ཉམས་མྱོང་ལྡན་པ་ཞིག་དགོས་པ་ཡིན། ཐོག་མར་ཚ་རྒྱ་བཅོས་ན་ཨམ་ཐྱི་དྲུག་ཐང་གཏོང་། དེ་རྗེས་འཕོལ་སྨན་བདུན་པ་དང་། སྤྲང་ཆེན་གང་ག་རྒྱ་བསྐྱུར། བོང་དཀར་བཅུ་པ་སོགས་བཏང་ནས་ཚ་བ་གཅོག་དགོས། ཚད་པ་ཆགས་ན་ཙུ་གང་བདེ་བྱེད། ད་ཡིས་ ༨ བདེ་བྱེད་རྒྱ་བསྐྱུར། ཨར་བརྒྱད་རྒྱ་བསྐྱུར། གཟི་མ་གསུམ་ཐང་སོགས་གཏོང་དགོས། ལག་ལེན་དང་མཐུན་རྐྱེན་འཛོམས་ན་འཕོལ་སྨན་བདུན་པར་ཁ་བསྐྱུར་བྱས་ཏེ་ཟླ་གཉན་གྱི་ནད་རྣམས་བཅོས། གྲང་རྒྱ་བཅོས་པར་ཐོག་མར་སེ་འབྲུ་ཀུན་བདེ། སེ་འབྲུ་ཉི་དགའ། ད་ཡིས་ ༡༦ སུག་སྨེལ་ ༡༠ བདེ་བྱེད་རྒྱ་བསྐྱུར་སོགས་གཏོང་རྒྱུ་དང་། ཡང་ཞི་བྱེད་རྒྱ་བསྐྱུར་དང་། ཨར་བརྒྱད་རྒྱ་བསྐྱུར། གཟི་མ་གསུམ་ཐང་སོགས་གཏོང་དགོས། རྒྱ་ནད་དྲག་རྗེས་ཚིག་པ་དང་པོ། བཙུ་གསུམ། བཙོ་བརྒྱད། ཕོ་གསང་དབུས་མ་བཅས་ལ་མེ་བཙའ་འཛུག་དགོས་སོ།

ཟས་སྤྱོད།

ཟླ་གྲང་བསེར་བུ་དང་། འཇུ་དཀའ་བའི་ཟ་བཏུང་། རྒྱ་གྲང་གི་བཏུང་བ། ལར་ནས་རྒྱ་གཞིའི་རིགས་ལ་ཆང་རག་དང་བཏུང་བ་ཤིན་ཏུ་ཉུང་བ་དགོས་པ་ཡིན་ནོ།

༢༨ཿ གློ་ཚད་ཀྱི་ནད་བཅོས་ཐབས།

ཤ་མར་སོགས་སྙིང་པ་དང་། ཚ་སྐྱུར་རིགས་ཟ་དྲགས་པ། ངལ་དུབ་ཆེ་བ། ཚ་གྲང་འཐབ་པ། ཆམ་ཚད་ཡོག་པ་སོགས་ཀྱིས་སློང་གི་ཡོད།

ནད་རྟགས།

གློ་བ་ལ་ནད་མང་པོ་ཡོད་ཀྱང་ཉེན་ཁ་ཆེ་ཤོས་ནི་ས་མཐོ་བའི་སར་གློ་བར་ཚ་བ་ཞུགས་པ་དེ་ཡིན། ལམ་སེང་ཚ་བ་འཕར་བ་དང་གྲང་ཤུམ་རྒྱབ་པ། གློ་རྒྱག་པ། ལུད་པ་མདོག་དམར་སེར་དོན་པ། ལུད་པ་ལ་ཚ་ཁྲ་བྲོ་བ། སྟོད་དང་བྲང་ཁོག་ན་བ། རྩིབས་མ་གཟེར་ཞིང་ཁ་སྐམ་པ། ཉལ་མི་ཐུབ་པར་གློ་རྒྱབ་པ་དང་། རྐང་ལག་འཁྲུགས་པ། ལག་པའི་འཕར་རྩ་ཕྲ་ལ་མྱུར་བ་དང་། ལྤག་པར་མཆོན་རྩ་དྲག་པ། དྲི་ཆུའི་མདོག་དམར་སེར་ལ་ཀུ་ཡ་མཐུག་པ། རྔངས་པ་ཆེ་བ། ལྦུ་བ་ཡལ་མགྱོགས་པ་སོགས་ཡོད།

སྨན་བཅོས།

དང་པོ་ནོར་བུ་བདུན་ཐང་། འབྲུལ་ཐང་། སྤྲོ་ལོ་བཞི་ཐང་སོགས་ཀྱི་ཐང་དང་། གློ་ཚད་ཀུན་སེལ། གཙོ་བོ་ ༢༥ གི་ཅན། གཙོ་བྲུང་སོགས་གཏོང་། ཚ་བ་ཆེ་ན་གཙོ་བརྒྱད་དང་གློ་སྨན་སྤྱིལ། ལུད་པར་ཁྲག་དོན་ན་གཙོ་བོ་ ༢༥ ཅུ་གང་ ༢༥ གང་ཐུང་དམར་

གསུམ་ཐང་གིས་བཏང་ན་འགྲིགས། ཡང་ན་གློ་ཚད་སྨན་དང་ཁྲག་གཙོད་ཀྱི་སྨན་ལྷག་སྤྱོད་བྱེད་དགོས། ཙན་དན་བརྒྱད་པ་ཡང་འཕྲོད།

དོ་སྣང་།

ནད་འདི་དང་པོ་ནས་ཚད་པ་གཙོག་རྒྱུ་དེ་གལ་ཆེ་ཤོས་ཡིན། ཤ་མར་སྙིང་པ། ཆུ་ཆེན་པོ་ཆང་རག་སོགས་བསྟེན་ན་ནད་ཚབས་ཆེན་པོར་འགྱུར་སྲིད་པས་དོ་སྣང་བྱེད་དགོས།

ཟས་བཅོས།

ཆུ་གར་པོ་དང་། ཆང་། ཨ་རག ཤ་སྨན། སྦུམ་ཆི་ཙན། ཚིག་པོ་བཙས་སྣང་སྣེ་གསར་བཙུད་ཀྱི་རིགས་བསྟེན་དགོས།

སྤྱོད་ལམ།

སྤྱོད་ལམ་འཁྲུགས་ལས་དང་། ཉི་མ་དང་མེ་ལ་རྒྱུན་རིང་བསྲོ་བ། རླུང་བསིར་བྱུར་བསྟུད་པ་སོགས་སྤང་དགོས།

༢༧ཿ གློ་གཙོང་གི་ནད་བཅོས་ཐབས།

གློ་བར་རྩ་ཆགས་པའམ་རྩལ་སྐྱོན་ཤོར་བ་སོགས་ཀྱིས་ནད་འདི་ཡོང་གི་ཡོད། ཤ་མར་སོགས་སྙིང་པ། ཚ་སྐྱུར་ཟ་དྲགས་པ། གློ་གཙོང་ནད་ཡོད་

མཁན་དང་འབྲེལ་བ་བྲིས་པ། གློ་ཚད་ན་རྗེས་སྨན་བཅོས་དང་སྤྱོད་ལམ་ལག་པོ་མ་བྱུང་བ། ངལ་དུབ་བྱུང་བ་སོགས་ཀྱིས་ནད་སློང་གི་ཡོད།

ནད་རྟགས།

ལུས་ལ་ཤུགས་མེད་པ་དང་། སྐྱིད་ལུགས་པ། དང་ག་ཞེན་དུ་འགྲོ་བ། ཤ་སྐམ་པ། དགོང་དྲོ་ཚ་བ་འཕར་བ། མཚན་མོ་རྔུལ་གྲང་རྒྱག་པ། གདོང་མདངས་ཉམས་ཤིང་གློ་བར་སོར་སྐྲ་རྒྱབ་པ། ཁྲི་བར་ལུད་པ་འདྲིལ་ནས་དབུགས་གཏོང་དཀའ་བ། ལུད་པར་ཁྲག་དོན་པ། གློ་རྒྱལ་ལངས་པ། ཟས་དང་སྨན་གྱིས་ལམ་སེང་ཕན་དཀའ་བ། འཕར་རྩའི་རྒྱུ་བ་གྲིམས་ལ་མགྱོགས་པ་དང་ཆབ་རྟགས་མདོག་དམར་སེར་མི་དྭངས་པ་སོགས་ཡོད།

སྔོན་འགོག

གློ་གཅོང་ན་མཁན་གྱི་གོས་དང་ཁ་ཟས། སྤྱོད་ས་སོགས་མཉམ་དུ་བྱེད་མི་རུང་།

སྨན་བཅོས།

བ་ཤུག་དང་རའི་འོ་མ། རྟ་དང་བོང་བུའི་འོ་མ་འཐུང་དགོས། ལྷག་པར་བ་ཤུག་འོ་མ་རྒྱུན་རིང་འཐུང་ན་འཕྲོད་པོ་ཡོད་པ་མ་ཚད། ར་གཞོན་ནུའི་གློ་བ་དང་གཅན་གཟན་ཕྱ་མོའི་གློ་བས་གློ་གཅོང་གསོ་ཐུབ། སྤྱིར་

བདང་སྨན་གཉན་ཚད་གཅོག་རྒྱུ་གལ་ཆེ་བས། གཙོ་བོ་ ༢༤ སྒྲོ་ཚད་ཀུན་སེལ། ཙུ་གང་ ༢༤ དང་གཙོ་བོ་བརྒྱད། འབྲུལ་ཐང་། ཧ་བཟི། ནོར་ ༧ སོགས་ལྷག་སྦྱོར་བྱ་རྒྱུ། ཚ་བ་ཆག་རྗེས་བདུད་རྩི་འཆི་གསོས། བསེ་རུ་ ༢༤ འབྲུགས་ཀུན། ཨ་གར་ ༡༤ ཤ་ཡོ་སྨན་དམར། ཙུ་གང་བདེ་བྱེད། རིན་ཆེན་མང་སྦྱོར་སོགས་བསྟེན་ནས་མཇུག་བཅོས་བྱ་དགོས།

ཟས་སྤྱོད།

ཆང་རག ཤ་སྨན། ཚིག་པོ། ཁེངས་པོ། ཚྭ་ཅན་སོགས་སྣུང་སྟེ་གསར་བཙུད་དང་། སྤྱོད་ལམ་མི་དང་ཉི་མ་དྲག་ཤུལ་སོགས་འཛེམས་དགོས་སོ།

༣༠༔ མཆིན་ཚད་ཀྱི་བཅོས་ཐབས།

ཆང་རག་སོགས་འཐུང་ཆེས་པ་དང་། ཚ་སྐྱུར་ཟ་དྲགས་པ། འབྲུགས་ལས་ཤུགས་ཆེ་དྲགས་པ། རབ་འགྲམ་སོགས་ཀྱིས་ནད་འདི་སློང་གི་ཡོད།

ནད་རྟགས།

མཆིན་པར་ [གཡས་ངོས་] ན་ཟུག་གཏོང་བ་དང་། མིག་སྤྲིན་དམར་པོ་ཆགས་པ། ཚ་བ་རྒྱས་པ། ཁ་ལྕེ་སྐམ་པ། སྐོམ་དད་ཆེ་

བ། ཚང་རག་འཁྱུང་ནན་བ། ཞེ་མེར་ལངས་པ། ཁ་ཏིག་ཁ་བ། ཡང་མཁྲིས་པ་ཤས་ཆེ་བ་རྣམས་གདོང་མདངས་སེར་པོ་ཆགས་པ་དང་། མིག་དང་ལྕེ་སེར་པོ་ཆགས་ཀྱི་ཡོད། འཕར་རྩའི་རྒྱུ་བ་གྲིམས་ལ་ཀན་རྩ་འབུར་བ། དྲི་ཆུའི་མདོག་སེར་པོ་དང་ཡང་ན་ཇ་ཐང་གི་ཁུ་བ་ལྟ་བུ་ཡང་ཡོད།

སྨན་བཅོས།

འབྲུལ་ཐང་དང་། གི་ཝུམ་ ༧ པ། ཏིག་ཏ་ ༨ གུར་ ༡ གི་ཏིག མན་ངག་བསིལ་སྦྱོར། ཐང་ཆེན་ ༢༥ སོགས་བཏང་ན་ཟུག་ཆག་ཡོང་། དེ་རྗེས་རླ་ཤེལ་བདུད་རྩི་མ་དང་། གུར་ ༡༣ རིལ་པད་སོགས་གཏོང་། མཁྲིས་པ་བཤལ་ན་བྲག་ཞུན་དགུ་པ་བཏང་སྟེ་གཅོད་དགོས། རྗེས་གཅོད་གཡུ་སྙིང་ ༢༥ དང་། མང་སྦྱོར་བསྟེན་ན་འགྲིགས།

ཟས་བཅོས།

ཚྭ་གར་པོ་དང་། སྐྱུར་ཚལ་རིགས། ཆང་རག ཤ་སོགས་རྡོད་བཙུད་ཆེ་རིགས། ཤ་སྨན། ཤིང་ཏོག་སྐྱུར་པོ། སྐྱུམ་ཚི་ཆེན་པོ་སོགས་ཟ་རྒྱུ་མེད།

སྤྱོད་ལམ།

མཆིན་ཚད་མ་དྲག་བར་ལུས་ཀྱིས་འབྲུགས་ལས་ཆེན་པོ་བྱེད་རྒྱུ་མེད་པ་དང་། མི་དང་ཉི་མ་ལ་མང་པོ་བསྡོ་རྒྱུ་མེད། ལུས་སེམས་དལ་པོའི་ཐོག་ངལ་གསོ་རྒྱག་དགོས།

༣༧ཿ མཆིན་ནད་དུག་ཐབས་ཀྱི་བཅོས་ཐབས།

མཆིན་ནད་དུག་ཐབས་ཞེས་པ་མཆིན་པར་གཉན་ཚད་ཀྱི་ནད་དུག་ཕོག་པའི་ནད་ཅིག་ཡིན།

ནད་རྟགས།

མཆིན་ཁམས་བདེ་པོ་མེད་པ། རྩིབས་ལོག་གཡས་ངོས་གཟེར་བ། གཉན་ཚད་རྒྱས་པ། གདོང་མདོག་སྨུག་པོ་ཆགས་པ། སྣ་ཁྲག་འཛག་པ། བཤང་བ་སྐམ་པ། མཆིན་པ་སྐྲངས་ནས་མཁྲེགས་པོ་ཆགས་པ། ལག་པས་རེག་ཐུབ་པ་དང་མནན་དུས་སྐྱེའི་ཟུ་ཆེན་འབུར་དོན་ན་མཆིན་པ་མཁྲེགས་པོ་ཆགས་པའི་རྟགས་དང་། ཡང་གདོག་སེར་པོ་ཆགས་པ། རྐང་པ་དང་གྲོད་ཁོག་སོགས་སྐབས་རེ་སྐྲངས་ཤིང་ཆུ་བསགས་པ། ཁ་ནས་ཁྲག་རྡུལ་དུད་ཁུ་ལྟ་བུ་སྐྱུགས་ཀྱང་སྲིད། འཕར་རྩའི་རྒྱུ་བ་གྲིམས་པ་ལྷག་པར་ཀན་རྩ་གྲིམས་པ་དང་། ཆབ་རྟགས་མདོག་དམར་སྨུག་ཉོག་ལ་ཀུ་ཡ་མཐུག་པ་སོགས་ཡོད།

བཅོས་ཐབས།

ཐོག་མར་མཆིན་པའི་གཉན་ཚད་གཙོག་པ་དང་དུག་ཐབས་ཞི་བའི་སྨན་གྱི་ཕྱེ་ ༧ གི་དིག   གུར་གུམ་ ༡༣ མན་ངག་བསིལ་སྦྱོར།   གཉན་ཁ་ཆེ་ན་གི་ཁྲུང་།   གཡུ་སྙིང་ ༢༥ སོགས་གདོང་ན་འགྲིགས།

ཟས་སྤྱོད།

ཟས་སྐོམ་ཚ་སྐྱུར་དང་།   སྒྲུམ་རྩི་ཆེ་བ་སོགས་བསྟེན་མི་རུང་པ་དང་།   ཤིང་ཏོག   མངར་ཆའི་རིགས་བཟའ་ན་འགྲིགས་པ་དང་།   ལུས་སེམས་ལྷོད་བསྡད་ཐོག་ངལ་གསོ་ཡག་པོ་རྒྱག་དགོས།

༣༢༔   མཆེར་ཚད་ཀྱི་ནད་བཅོས་ཐབས།

མཆེར་པར་ཚ་བ་ཞུགས་པའི་ནད་ཅིག་ཡིན།   ལྟོ་ཆས་མ་འཇུ་བ་དང་།   ཆང་འཐུང་བ།   ཆྭན་གྲང་ལྷགས་རླུང་གིས་ལུས་འཁྲུགས་པ།   མཆེར་པ་རྡབ་འགྲམས་སོགས་ཀྱིས་ནད་འདི་སློང་གི་ཡོད།

ནད་རྟགས།

ཕོ་བའི་གཡོན་རྩིབས་ངོས་མཆེར་པར་ན་ཟུག་གཏོང་བ་དང་།   མཆེར་པ་རྒྱས་པ།   ཁོག་པ་སྦོས་པ།   ལྕེ་མདོག་སྐྱ་ནག་ཆགས་པ།   དབུགས་སྟ་ཐུང་བ།   མཆུ་ཏོ་དང་གདོང་མདོག་སྨུག་པོ་ཆགས་པ།

རྐང་ལག་སྦྲིད་པ་དང་སྐྲི་སྤྲུར་དཀའ་བ། སྐལ་འདབས་ཀྱི་བཤུལ་ཤ་གཡོན་ངོས་ན་བ། འཕར་རྩའི་རྒྱུ་བ་གྲིམས་ལ་ཆབ་རྟགས་མདོག་དམར་རམ་ལྷང་ཤས་དང་། ལྕེ་མདོག་ཁྲ་པོ་ཆགས་པ་དང་ཆང་འཐུང་པ་དང་རྟོས་ན་ན་བ་ཡོད།

སྨན་བཅོས།

མཆེར་ཚད་འཇགས་པའི་སྨན། ཨ་རུ་བདུན་པ་དང་། གུར་གུམ་ ༧ ཀོ་ལ་ ༡༡ ཀོ་ལ་ ༡༨ ཁོག་པ་སྦྱོས་ཆེན་ཨ་རུ་ ༧ + ཞི་ ༤ བསྲེས་ཏེ་གཏོང་རྒྱུ་སོགས་རིག་པས་བརྟག་སྟེ་གཏོང་ན་འགྲིགས།

༢༢༔ མཆེར་ནད་གྲང་བའི་བཅོས་ཐབས།

ཁ་ཟས་མི་འཕྲོད་པ་སོགས་ཀྱིས་མཆེར་པར་གྲང་བ་ཞུགས་པའི་ནད་ཡིན།

ནད་རྟགས།

མཆེར་པ་ན་བ་དང་། ཟས་འཇུ་དཀའ་བ། ཁོག་པ་སྒོ་འཁྲོག་བྱེད་པ། མཚུ་ཏོ་སྐྱོའམ་སྐྲངས་པ། མཚུ་ཏོར་བད་སྐྲ་ཆགས་པ། ཤུ་ཐོར་དོན་པ། ཁ་ཤས་ལ་ཤིག་རྒྱུབ་པ། ལྕེ་དང་སོ་རྙིལ་སྐྱ་ཁྲ་ཆགས་པ། འཕར་རྩའི་རྒྱུ་བ་ཞན་པ་ལ་མཆེར་རྩ་བྱིང་ལ་སྟོང་པ། ཆབ་རྟགས་དཀར་སྐྱོ་ལྷང་ཤས་ཡོད།

སྨན་བཅོས།

སྨན་སེ་འབྲུ་ ༤ སེ་བྲུང་། སྤོས་ཆེ་ན་ཤ་ཞི་དང་། ཞི་སེར། ཀོ་ཡ་ ༡༦ དུགས་ ༡༤ སོགས་གདོང་། རྗེས་སུ་ཚིགས་པ་ ༡༡ ལ་མེ་བཙའ་བཞག་ན་འགྲིགས། མཆུ་ཏོ་སྐྲངས་ན་སྐྲུང་མ་ཁ་བཤགས་ཀྱིས་མཆུ་ཏོ་བཙིར་བར་གཙགས་ཕུས་དབྲལ་དེ་ཁྲག་དབྱུང་བ་དང་། ཨ་རུ་ར་དང་བུ་རམ་གཉིས་བྱིད་ནུ་ཞོ་སྦྲར་བ་བྱུགས་ན་ཕན།

༣༨ཿ མཁལ་ཚད་ཀྱི་བཅོས་ཐབས།

མཁལ་མ་ལ་ཚ་བའམ་གཉན་ཚད་ཞུགས་པའི་ནད་ཡིན། རྣབ་འགྲམས་དང་ར་ཤ་ཕག་ཤ་སོགས་བསིལ་བའི་ཟས་རིགས་ཀྱིས་སློང་གི་ཡོད།

ནད་རྟགས།

མཁལ་མ་ན་བ་དང་། ཤ་རུས་ཚ་ཤར་རྒྱབ་པ། མགོ་བོ་ན་དང་རྣ་བ་མི་གསལ་བ་ཆགས་པ། གཅིན་པ་མང་དུ་བབས་ཤིང་གདོང་དུས་ཚ་ཤར་རྒྱག་པ། སྐབས་རེ་གཅིན་པ་མཉམ་དུ་ཁྲག་དོན་པ། རྐང་པ་ཞྭ་ཐིངས་ཆགས་པའམ་འགྲོ་དཀའ་བ། མིག་འོག་གི་པགས་པ་ནག་པོ་ཆགས་པ་དང་སྐྲངས་པ། འཕར་རྩའི་རྒྱུ་བ་ཕྲ་ལ་གྲིམས་པ་ཡོད། རྡི་ཆུ་མདོག་དམར་ལ་རླངས་པ་ཆེ་བ་གྲང་ན་ཉོག་པོ་ཆགས་པ་བཅས་རེད།

སྨན་བཅོས།

ཐོག་མར་མཁལ་མའི་གཉན་ཚད་གཙོག་དགོས་པས་སྨན་ཨ་རུ་༧༠ པད་རག་མདོག་ལྡན། ཨ་རུ་ ༧༦ ཚ་བ་ཆེ་ན་གཙོ་བརྒྱད་ལྡག་སྦྱོར་དགོས། གཉན་ཁ་ཆེ་ན་ཨར་བྱུང་། སར་བྱུང་སོགས་ཀྱང་སྤེལ། ཚ་བ་ཆགས་རྫེས་ཨ་རུ་ ༢༥ ཀུ་ཤུ་ ༨ ཉི་དཀྱིལ་སོགས་མཁལ་མ་གསོ་བའི་སྨན་གཏོང་དགོས།

ཟས་བཅོས།

ར་ཞ་དང་ཕག་ཤ། ཇ་མ་ཐོན་པ། རོ་མངར་བའི་ཟས་རིགས། ཆང་རག་སོགས་སྤང་པའི་ཟ་བཅའ་གཞན་བསྟེན་ཆོག

སྤྱོད་ལམ།

ལུས་བཙབ་འཁྲུགས་དང་། ཆགས་པ་སྤྱོད་པ་སོགས་འཁྲུགས་ལས་སྤང་དགོས་པ་ཡིན།

༣༤༔ མཁལ་གྲང་གི་བཅོས་ཐབས།

རྒྱུ་སོགས་ཀྱི་ལུས་འཁྲུགས་པ། ར་ཕག་གི་ཤ། ཇ་མ་ཐོན་པ། ཆགས་པ་སྤྱད་དྲགས་པ་སོགས་ཀྱིས་ནད་འདི་སློང་གི་ཡོད།

ནད་རྟགས།

རྒྱན་དུ་རྐེད་པ་ན་བ་དང་། གྲང་མོ་ཆགས་པ། ཡུན་རིང་ལངས་ནས་བསྡོད་མི་ཐུབ་པ། རྣ་བ་འུར་བ། རྐང་ལག་དྲོད་ཆུང་བ། འབྲས་བུ་ལས་སུ་མི་རུང་བ། ཁྲུ་བ་སྤུ་འཚེར་བྱེད་པ། གཅིན་ཁ་སྐྱི་བ། གདོང་པ་སྐྲངས་པའམ་ལུས་ཞན་པ། འཕར་རྩའི་རྒྱུ་བ་བྱིང་ཞིང་མཁལ་རྩ་ཞན་པ། དྲི་ཆུའི་མདོག་དཀར་ལ་སྦོ་ཞིང་དྲི་ཆྭངས་ཆུང་བ། ཀུ་ཡ་བྱེ་མ་འདྲ་བ་ཆགས་པ། ལྟེའི་ཟུར་གཉིས་ནག་པོ་ཆགས་པ་སོགས་ཡོད།

སྨན་བཅོས།

སེ་འབྲུ་ཉི་དཀྱིལ། གུ་ཡུ་ ༢༨ གུ་ཡུ་བདེ་བའི་དཔག་བསམ། ཨ་གར་ ༡༧ འབའ་བསམ། སེ་འབྲུ་ ༤ སུག་སྨེལ་ ༡༠ སོགས་གཏོང་རྒྱུ་དང་། གཉན་ཁ་བསྡོངས་ན་སེ་ཁྲུང་། སུག་ཁྲུང་གཏོང་།

ཟས་བཅོས།

ར་ཤ། ཕག་ཤ། ཤིང་ཏོག་མ་སྨིན་པ། སྐྱུར་ཁམ། སེར་ཤ། ཛ་མ་ཐོན་པ། སབ་ཅི་བརྟེན་རིགས་དཔེར་ན་འབན་ཏ་འགོ་པི། གྲོ་མ་གྲོ། སོ་ལོ་སྔོན་པོ། པ་ལག་སོགས་བརྟེན་པ་ཟ་མི་རུང་། ད་དུང་ཀུ་ཤུ་དང་ཞོག་ཁོག ཁམ་བུ་མ་སྨིན་པ། བ་རའི་ཞོ་དར་སོགས་མང་ཟ་མང་འཐུང་བྱེད་རྒྱུ་མེད།

སྤྱོད་ལམ།

ཆུ་གྲང་མོར་ལུས་འཁྲུ་བ་དང་། ས་བརྟན་པར་བསྡད་པ། ཆགས་པ་གང་བྱུང་སྤྱོད་པ་དང་། ལུས་འཁྲུགས་པ་སོགས་སྤང་སྟེ་གཡོ་དང་སྦྲང་གི་ལྷ་མོ་སོགས་ཀྱི་སྐུ་རྐེད་པར་དཀྲི་དགོས།

༣༦ཿ རྐེད་རྩ་འཆུས་པའི་བཅོས་ཐབས།

འཁྲུར་པོ་དང་རྡོ་སོགས་བརྡེགས་ནས་རྐེད་རྩ་འཆུས་པའི་ནད་ཅིག་རེད།

ནད་རྟགས།

རྡོ་སོགས་བརྡེགས་ནས་རྐེད་འཆུས་ཏེ་ན་ཟུག་རྒྱག་པ་དང་། གློ་དང་སྦྲིད་པ་རྒྱག་སྐབས་ན་ཚ་མི་བཟོད་པ་བྱུང་བ། ལུས་འགུལ་ན་ན་བ་སོགས་ཡོད་།

སྨན་བཅོས།

སྨན་ལ་ཨ་རུ་ ༡༨ དང་ཨ་གར་ ༣༥ ཕྱག་སྦྱོར་གཏོང་། ཉིན་དགུང་བསམ་ནོར། གཉན་ཁ་ཡོད་ན་བསམ་ཁྲུང་། ཁྲུང་ལྔ་རྒྱན་ལྔན། ཨ་གར་ ༢༠ ཨ་གར་ ༡༧ སོགས་གཏོང་། ན་སར་རྩ་བྱུག་མར་སྙིང་སྦྲུར་ནས་བྱུགས།

ཕྱི་བཅོས།

སྐེད་པར་རྐ་རག་ཞིང་ལེབ་ཆེ་བ་ཞིག་གིས་བསྡམས་དགོས། ཡང་ན་སར་མཛུབ་མོས་མནན་པའམ་ཕུར་ནའང་ཕན་ཡོང་། འཕྲུར་མཉེ་སོགས་ལག་བཅོས་ཀྱིས་བཅོས་དགོས།

༣༥༔ གཅིན་སྒྲི་བའི་ནད་བཅོས་ཐབས།

མངར་ཆ་སོགས་བསྟེན་དྲགས་པའམ་མཆིན་དྲི་ནག་པོའམ་ཕོ་བའི་གཤེར་སྨིན་མཁལ་མ་དང་སྣང་པའི་དྲོད་ཉམས་ཤོར་བའི་ནད་ཅིག་རེད།

ནད་རྟགས།

གཅིན་གཏོང་ཐེངས་མང་བ། རྟུལ་ནག་རྒྱབ་པ། ཁ་ལག་ཟ་ཆེ་བ། ལུས་ལ་གཅིན་དྲི་ཁ་བ། གཅིན་ཤུལ་ལ་སྦྲང་མ་འཁོར་བ། རྐང་ལག་གི་མཐིལ་བཞི་ཚ་པོ་ཆགས་པ། གཉིད་ཉལ་རྒྱུར་དགའ་བ། འཕར་རྩའི་རྒྱུ་བ་བྱིང་ལ་དལ་ཞིང་ཆག་རྩ་ཞན་པ། དྲི་ཆུ་ཉོག་ལ་མདོག་ཀུང་དེ་ལྟར་འབྱུང་བ་སོགས་ཡོད། འདི་ལ་གཅིན་ནང་མངར་ཆ་ཡོད་པ་དང་། ཁྲག་ནང་མངར་ཆ་ཡོད་པ་གཉིས་ཡོད།

སྨན་བཅོས།

སྨན་ཉི་དཀྱིལ། གུ་ཡུ་ ༢༨ ཨ་གྲག་ ༡༧ སོགས་སྤྱི་སྨན་དང་། སྐྱུ་རུ་ ༦ གཅིན་སྙིའི་ཨ་རུ་ ༡༨ ཁྲག་ལ་སྐྱུ་རུ་ ༢༥ སོགས་སྦྱིལ་ཏེ་གཏོང་ན་འགྲིགས།

༣༨ཿ གཅིན་འགགས་ཀྱི་ནད་བཅོས་ཐབས།

སྐྲང་པའི་ནང་དུ་དྲི་ཆུ་འགགས་ནས་ཐོན་མི་ཐུབ་པའི་ནད་ཅིག་རེད། ལུས་འཁྲུགས་པ་དང་། རྣན་སར་བསྡད་པ། ཆགས་པ་སྤྱད་དྲགས་པ། ཟས་སྐོམ་ཚ་སྐྱུར་ཟ་དྲགས་པ་སོགས་ཀྱིས་སློང་གི་ཡོད།

ནད་རྟགས།

གཅིན་པ་ཉུང་ངུ་ལས་མི་བབས་ཤིང་། གཏོང་དཀའ་བ། ཆུ་ཁར་ཚ་ཤར་རྒྱབ་པ། འཕར་རྩའི་རྒྱུ་བ་བྱིང་ལ་གྱུད་པ་དང་ཡང་ན་མཁྲང་བ། ཆབ་རྟགས་དཀར་སེར་རམ་ཡང་ན་དམར་མདངས་ཡོད་པ་བཅས་ཡོད། ནད་འདི་གཅིན་ལམ་སྨིན་བུའི་ནད་དང་མ་ནོར་བ་དགོས།

སྨན་བཅོས།

སྨན་ལ་བྲེ་ག་ ༡༣ དང་། སུག་སྨེལ་ ༡༠ སྤྱི་འཇོམས་རྡོ་རྗེ་ཅན། གསེར་བྱེ་བརྒྱད་པ། གཟི་མ་ ༣ ཐང་། ཉི་དཀྱིལ།

ཚ་སྦྱོར་ཆེན་མོ་སོགས་གཏོང་། ནད་ཚབས་ཆེ་བར་རྒྱ་ཚ་ཞིབ་བཏགས་བྱས་པའི་ཕྱེ་མ་འགྲིག་གི་ཆུ་ཐུར་ནང་རླུགས་ཏེ་གཅིན་ལམ་ནས་དྲི་ཆུ་འདྲེན་ཐབས་བྱས་ན་བབས་ཐུབ་པ་བཅས་རེད།

༣༨༔ གྲང་བ་འཛག་པའི་ནད་བཅོས་ཐབས།

ཆགས་པ་གང་བྱུང་སྤྱོད་པ་དང་། མངར་སྐྱུར་ཟ་དྲགས་པ། མཁལ་མར་གྲང་བ་ཞུགས་པ་སོགས་ཀྱིས་སྐྱོང་གི་ཡོད། ཡང་ན་བསམ་སེའུ་དང་སླང་པའི་ཉེ་འཁོར་ལ་གཉན་ཚད་ཞུགས་པའི་ནད་ཅིག་རེད།

ནད་རྟགས།

གཅིན་པ་གཏོང་དུས་ཚ་ཤར་རྒྱབ་པ་དང་། ཡང་ན་ཁྲག་དོན་པ། ཚབས་ཆེ་ན་ཁྲག་མཉམ་དུ་རྒྱུས་པ་ལྟར་ནར་ནར་ཕྲ་མོ་དོན་ནས་ཟུག་རྒྱབ་པ། ཕྱི་རྡོ་གཅིན་ལམ་གྱི་ཁ་ལ་རྣག་ལྟར་འབྱར་ནས་ཡོང་བ་སོགས་བྱུང་ན་གྲང་འཛག་ཚ་བ་དང་བསྙོངས་པ་ཡིན།

གྲང་བ་དང་བསྙོངས་ན་གཅིན་ནང་ས་བོན་འདྲེས་ནས་དོན་པ། ལུས་སྟོབས་ཞན་པ། དམར་འཐོམ་ལངས་པ། གདོང་དང་ཤ་མདོག་སྐྱ་བོ་ཆགས་པ། གཅིན་པ་གཏོང་དུས་ཆུ་ཁ་ན་བ། ཀེད་པ་དང་གཅིན་གཏོང་རྗེས་ན་བ། ཁ་ཤས་ལ་ཁྲག་ཉུང་དུ་ཡང་གཅིན་གྱི་རྗེས་ལ་བབས་ཀྱི་ཡོད། འཕར་རྩའི་རྒྱུ་བ་བྱིང་ལ་ལྷོད་ཅིང་གྲང་དལ་པ་དང་། དྲི་ཆུའི་

ནང་ས་བོན་འཛིམས་ནས་ཡོད་པ།   ན་ཟུག་དེ་ཙམ་མེད་ན་གྲང་བ་དང་བསྐོངས་པའི་ནད་རེད།

སྨན་བཅོས།

གཉན་ཁ་ཡོད་པར་སྨན་སྦྱོར་ཤུན་བརྒྱད་པ་དང་། སྐྱེར་ཁྲུང་། པད་རག་མདོག་ལྡན། ཨ་བྲག ༡༦ སར་ཁྲུང་སོགས་གདོང་རྒྱ་དང་། གྲང་ཤམ་ཆེ་བར་སེ་འབྲུ་ཉི་དཀྱིལ། དངས་གནས། ཨ་རུ ༡༠ གོ་ཡུ ༢༥ ཉི་ཟླ་གྲིན་ཞོག སུམ་སྦྱིལ ༡༠ སོགས་གཏོང་ན་འགྲིགས། རྫིམ་སྤུ་ཚིགས་པ ༡༦ ལ་སེ་གྲད་པ་ཀྱང་ཆོག་པ་ཡིན།

ཟས་སྤྱོད།

མངར་ཆ་ཡོད་པའི་བཟའ་བཏུང་གི་རིགས་དང་། སོ་ཕོ་སྔོན་པོ སེམ་ལ་མེར་ཅི། ཞོ་ཁོག ཤིང་ཏོག་ཆ་ལུ་མ་སོགས་རྒྱང་དུ་གཏོང་རྒྱུ་དང་། སྤྱོད་ལམ་དལ་དྲག་པ་དང་ཚ་གྲང་མེས་ལུས་འབྲུ་བ་དང་། ས་ཆུན་དུ་བསྡད་རྒྱུ་སོགས་སྲུང་དགོས།

༨༠༔ གཞང་འབྲུམ་གྱི་ནད་བཅོས་ཐབས།

གཞང་ཁར་འབུར་རྡོག་ཐོན་པ་དང་བཤང་བ་སྐམ་པོ་བཅིར་དྲགས་པ། བཤལ་དྲགས་པ། རྒྱན་སྡེང་ཉལ་བ། ཐུར་སེལ་རླུང་འཁྲུགས་པ་སོགས་ཀྱིས་སྐྱོང་གི་ཡོད།

ནད་རྟགས།

གཞང་ཁར་འབུར་རྡོག་དམར་པོ་རྡོན་པ་དང་། ཟ་འཕྲུགས་ལངས་པ། བཤང་བ་གཏོང་སྐབས་ན་ཟུག་ཡོང་བ། བཤང་བར་ཁྲག་འགོས་པའམ། ཡང་ན་བཤང་པའི་སྔོན་དུའམ་རྗེས་སུ་ཁྲག་དམར་སང་རྡོན་པ། ཅོག་པུར་སྡོད་ན་ན་བ་སོགས་ཡོད།

སྨན་བཅོས།

ཁྲུང་ལྔ་དང་། དངུལ་ཆུ་རིན་ཆེན་ ༡༨ ཏྲི་དང་ ༧ གྲང་ཤས་ཆེ་ན་ཉི་དཀྱིལ་དང་། ཀཀྐ་ར་༧ དང་ཁྲུང་ལྔ། ཉི་ཁྲུང་སོགས་གཏོང་། སྨན་ཏ་དར་བས་བྲུས་ན་ཕན་ཆེ། སྤོ་སྟག་ཤའི་ཁཙྪ་ཐག་ཆིལ་དང་མར་རྙིང་སྦྲུར་བ་འབུར་རྡོག་གམ་གཞང་ཁར་བྱུག ཉེན་ཚབས་ཆེ་ན་སྨན་ཁང་གཞན་དུ་གཏོང་དགོས།

༥༧ཿ མིག་ཚག་གི་ནད་བཅོས་ཐབས།

མིག་རིམས་ཀྱང་ཟེར་བ་མིག་ནང་ནད་འབུ་སོགས་ལ་བརྟེན་ནས་གཉན་ཁ་རྒྱས་པའི་ནད་ཅིག་རེད། ཆང་རག་འཐུང་ཆེས་པ་དང་། མི་ཉིར་བསྲོས་དྲགས་པ། ནད་དུག་དང་འབུ་ཕྲ། དཀར་འོད་ཆེས་དྲགས་པ་སོགས་ཀྱིས་སློང་གི་ཡོད།

ནད་རྟགས།

མིག་ནང་ཐལ་བ་འཛུལ་བ་ལྟ་བུའམ་མི་མདག་ཐོར་བ་ལྟ་བུའི་ཚ་ཤར་རྒྱབ་པ། མཆི་མ་འཛག་པ། མིག་སྤྲིན་དམར་པོ་ཆགས་པ། འོད་ཆེན་པོ་མི་འཁྱོག་པ། མིག་ལྤིབས་སྐྲངས་པ། ཞོགས་པ་མིག་ལ་མིག་སྐྱག་འཁོར་བ་སོགས་ཡོང་གི་ཡོད།

སྨན་བཅོས།

སྨན་སྦྱང་ཁྲག་བཅུས་ [སྦྱང་རྩི་ ༡༢ དང་ཆུ་ལོ་སྨན་མར་] བསྲེས་པ། རྡོག་ཁྲག [རྡོ་རབ་ + ཆུ་ལོ་བསྲེས་པ་] གུར་ ༡༢ གུར་ཁྱུང་། སྦྱང་རྩི་ ༡༢ སོགས་གཏོང་དགོས།

ཕྱི་བཅོས།

སྦྱོས་ཧྲིང་ངམ་སྐྱེར་པའི་ཁཎྜ་རྒྱ་གཙང་ནང་སྦང་བའི་ཁྲུ་བ་མིག་ནང་གཏིགས་པ་དང་། རྒྱ་འཕྲོལ་ལི་གྲུར་གང་ཙམ་ལ་ཚྭ་ཕྲན་བུ་བླུགས་ཏེ་མིག་འཁྲུ་བ། ཡང་ན་སྤུ་ཏྲིའི་རང་གཅིན་ཕྲན་བུས་མིག་འཁྲུ་བ་སོགས་བྱེད་ན་ཕན།

ཟས་སྤྱོད།

ཆང་རག་ཟས་སྐྱོམ་ཚྭ་སྐྱུར་རིགས་འཛེམས་དགོས།

༨༢༔ རྣ་བར་རྣག་བསགས་པའི་ནད་བཅོས་ཐབས།

རྣ་བའི་ནང་གཉན་ཁ་བྱུང་སྟེ་རྣག་བསགས་པའི་ནད་ཅིག་རེད།

ནད་རྟགས།

རྣ་བ་ན་བ་དང་། རྣག་རྡོན་པ། ཁ་ཤས་ལ་རྣག་ཁྲག་འདྲེས་ནས་རྡོན་པ། དེས་རྐྱེན་བྱས་ནས་མགོ་ན་བ། ཚ་བ་རྒྱས་པ། མཇིང་པ་ན་བ་དང་ཁ་ཤས་སྐྱུགས་ཀྱང་སྲིད་པ་ཞིག་རེད། ནད་འདི་ཕྲུ་གུ་ཆུང་དུར་མང་བ་ཡོང་གི་ཡོད།

སྨན་བཅོས།

སྨན་གུར་ཁྲུང་། གུར་གུམ་ ༧༣ རྡོ་རྗེ་རབ་འཇོམས། འཆི་སྲིན། སྤང་ཁྲག་བཅུས་སོགས་གཏོང་།

ཁྲི་བཅོས།

རུ་རྟ་གཉིས་ཐང་ཚ་བའི་ནང་དུ་གདིགས་ན་ཤིན་ཏུ་ཆེ། ཡང་ན་བོད་ལབ་གཞོན་ནུ་བཅིར་བའི་ཁུ་བ་དང་ཡང་ན་ར་གཅིན་ཚ་བའི་ནང་བླུགས་ན་ཡང་ཕན། གཞན་ཡང་ཡུག་ཆོས་དམར་པོའི་འབྲུ། ཐྲ་རི། བོད་ལབ། རུ་རྟ། སྒོག་པ་བཅས་ར་སྦུག་གི་དྲི་ཚུར་སྦང་པའི་ཁུ་བ་ཟངས་ཐལ་བསྣན་པ་བླུགས་ནའང་རྣག་བཅད་པར་ཕན།

ཟས་སྤྱོད།

མངར་ཆའི་རིགས་དང་། ཆང་རག་སོགས་གཏོང་རྒྱུ་མེད་པ་དང་། འཁྲུས་རྒྱབ་དུས་རྨ་བར་ཆུ་མི་ཤོར་བ། རྟག་པར་རྨ་བ་གཙང་མ་ཉར་ཐབས་བྱེད་དགོས།

༨༣: ཁ་ནད་ཀྱི་བཅོས་ཐབས།

ཁ་ནད་ནི་ལྕེ་དང་ཁའི་ནང་གི་མཆུལ་པ་སོགས་སུ་འབུར་ཏོག་དམར་པོ་དང་དཀར་པོ་དོན་པའི་ནད་ཅིག་རེད།

ནད་རྟགས།

ལྷེ་དང་ཀན། འགྲམས་ལྷེབས། སོ་རྩིལ་སོགས་དམར་སྐྲུག ཆགས་ནས་འབྲུམ་ཐོར་སྐྲ་གསོབ་ཅན་དོན་པ་དང་། ཚ་ཤར་རྒྱབ་པ། ཟུག་གཏོང་བ། ཚ་བ་འཕར་བ། ཟས་ཟ་དཀའ་བ་སོགས་ཡོང་།

སྨན་བཅོས།

སྨན་ཕན་པ་ཀུན་ལྡན། སྤང་རྩི་ ༡༢ ཁྲུང་ལྡུ་སོགས་བཏང་ནས་ གཉན་ཁ་གཙོག་ཐབས་བྱེད་དགོས། ལྷེ་སྨུང་ཚ་ལྷེ་སོགས་ལ་ཙུང་ཟད་བྱུགས་ཏེ་མཆིལ་མ་འཛག་བཅུག་ན་ལམ་སེང་ཕན་ཐུབ།

༨༨༔ སྐད་འགགས་ཀྱི་ནད་བཅོས་ཐབས།

སྐད་འགགས་མང་ཆེ་བ་ཤ་རྒྱག་པ་དང་ཁྲག་ཤེད་ཆེ་བ་སོགས་ལ་ཡོང་། མར་དང་རྩིལ། ཆང་རག ཛ་གར་སོགས་ཟ་བཏུང་དྲགས་པ། འཁྲུགས་ལས་ཆེས་པ་སོགས་ཀྱིས་སྐྱོང་གི་ཡོད། ཡང་ཨོལ་གོང་ vocal code གྱི་བྱ་བ་ཉམས་ན་ཡང་སྐད་འགགས་ཀྱི་ཡོག་རེད།

ནད་རྟགས།

གྲི་བ་ཚ་བའམ་ངར་བ། སྐད་གདངས་དམའ་བ། དབུགས་ཧལ་བ་སོགས་ཡོད།

སྨན་བཅོས།

ལི་ཤི་དྲུག་པ། ལི་ཁྲག སྤང་རྒྱན་ ༡༥ ཏ་སྤང་། ནོར་ ༧ གཉན་ཤས་ཡོད་ན་ལི་ཁྲུང་། ཕན་ཀུན་སོགས་གཏོང་། ཁྲག་ཤེད་ཆེ་ན་ལྷེ་རྩ་གཏར་ནའང་ཕན།

༨༥༔ སྐྱིགས་བུའི་ནད་བཅོས་ཐབས།

ལྟོ་ཆས་གྱང་མོ་དང་སྐམ་པོའི་རིགས་ཟ་དྲགས་པ། ཟས་སྐོམ་ཏབ་ཏོབ་བཟས་པ། ལུས་འཁྲུགས་པ། རླུང་སེར་བུ་ཕོག་པ་སོགས་ཀྱིས་སློང་གི་ཡོད།

ནད་རྟགས།

ཨིག་སྒྲ་རྒྱུན་མ་ཆད་པར་ཉིན་མཚན་ཁ་ཤས་རྒྱབ་པ་དང་། ལྟོ་བའི་གཡས་གཡོན་ན་ཟུག་དྲག་པོ་ཡོད་ན་ཉེན་ཁ་ཆེ་བས་སྨན་བཅོས་ལམ་སེང་བྱེད་དགོས།

སྨན་བཅོས།

སྨན་སེ་འབྲུ་ ༥ བརྒྱད་ཐང་། ཨར་བརྒྱད། སྒྲོག་འཛིན་ ༡༡ ཨ་གར་ ༡༥ སོགས་གཏོང་དགོས། ཚབས་ཆེ་བ་ལ་མཆོགས་གསང་དང་། སྐྱི་སྟོང་ལ་མེ་བཙའ་དང་ཧོར་མེ་གདབ་ན་ལམ་སེང་ཕན།

ཆུང་བདུག་དུགས་སྤགས་བཙོས་ཚ་མོ་མཆོགས་མར་སྦྱར་བ་དང་ཆུ་བསྐོལ་ཚ་
མོ་འཐུང་དགོས།

ཟས་བཅོས།

ཆུ་ཚ་པོ་དང་ཇ་ཚ་པོ་འཐུང་རྒྱུ་དང་། ཁ་ཟས་བཙུད་ཀྱིས་གསོ་དགོས། རྒྱུན་དུ་ལྷོ་ཆས་གྲང་མོའི་རིགས་དང་། ཁ་ལག་མགྱོགས་པོ་ཟ་བ། གློ་བུར་བྲང་མི་འཁྲུགས་པ་བཅས་བྱེད་དགོས།

སྤྱོད་ལམ།

ཧོབ་སྟེ་དངངས་སྐྲག་སྐྱངས་ཀྱང་སྐབས་རེ་ཕན་པ་དང་། ཆུ་གྲང་མོ་འཐུང་རྗེས་དབུགས་བསྐྱོམས་ན་ཡང་ཕན།

༨༦ཿ སྐྱུགས་ནད་ཀྱི་བཅོས་ཐབས།

སྐྱིར་བཏང་མ་ཞུ་བ། ཕོ་བ་དང་རྒྱུ་མའི་ནད་རྙིང་། གླད་པའི་ནད་ཡོད་པ། མཁྲིས་ནད། སྐྱིན་ནད། བྱེད་སྦྲུམ་མ། འཇུ་དཀའ་བའི་རིགས་སོགས་ཀྱིས་ཡོང་གི་ཡོད།

ནད་རྟགས།

སྤྱིར་བཏང་མ་ཞུ་བ་ལས་བྱུང་ན་ཟས་མདོག་དང་བེ་སྣབས་སྐྱུགས་པ། ཕོ་བོ་དང་རྒྱུ་མའི་གཉན་ཚད་ཀྱིས་སྐྱུགས་ན་ཚ་སྐྱུར་དང་རྒྱ་བཤལ་འབྱུང་། བད་ཀན་སྨུག་པོ་ཡིན་ན་རྒྱ་བཤལ་དང་དུད་ཁྲ་སྐྱུག   མཁྲིས་ནད་ཡིན་ན་མཁྲིས་ཁྲ་སྐྱུགས་པ།   སྲིན་ནད་ཡིན་ན་ཁོངས་སྲིན་ནར་མོ་སྐྱུག་པ། གླང་པའི་ནད་ཀྱིས་སྐྱུག་ན་ཤུགས་དྲག་པོ་བྱུང་བ་བཅས་ཡིན།

སྨན་བཅོས།

སྐྱུགས་ནད་སྤྱི་ལ་སྨན་ཤིང་མངར་དྲུག་པ།   ཞི་དྲུག་ལ་ཤིང་མངར་བསྣན་པ།   ཞི་སེར།   ཙོང་ ༢༡ ཏུ་ཏ་ ༦ གསེར་ ༤ འབྲས་བཀུས་པའི་ཁུ་བར་ཕུ་ཤེལ་རྩེ་དང་སྦྲང་རྩི་བསྲེས་པ་གཏོང་།   དཔྱད་བཅོས་ལ་སྐྱེ་སྟོང་དང་མཆོགས་མའི་སྟེང་དྲོད་གཏུགས་རྒྱག་དགོས། ཚབས་ཆེ་སྐྱུགས་ན་མེ་བཙའ་གདབ་ཆོག   གཞན་མ་དམིགས་བསལ་ནད་རྟགས་གསལ་པོ་ཡོད་པ་དཔེར་ན་མཁྲིས་ཁྲ་སྐྱུགས་པ་ལྟ་བུར་མཁྲིས་སྨན་དང་སྦྱིལ་དགོས་སོ།

ཟས་བཅོས།

འཇུ་དཀའ་བའི་ཟས་རིགས་དང་རྒྱུན་དུ་ནད་གཞི་སོ་སོར་ཕོག་པའི་ཁ་ལག   སྣུམ་རྩི་ཅན་སོགས་སྟེན་རྒྱུ་མེད་དོ།

༄༅། ཚ་བའི་ནད་ཀྱི་བཅོས་ཐབས།

ཚ་བའི་ནད་འགོས་ཁྱབ་བྱུང་བ་དང་ཆང་རག་འཁྲུགས་ལས་ཚ་གྲང་འཐབ་པ། གནམ་གཤིས་མ་སྙོམས་པ་སོགས་ཀྱིས་ནད་འདི་སློང་གི་ཡོད།

ནད་རྟགས།

ལག་པའི་འཕར་རྩ་ཕྲ་ཞིང་མགྱོགས་པ་དང་། ཚ་བ་རྒྱས་ཚད་རྣམས་ལ་རྩ་འབུར་ཞིང་འདྲིལ་བ་ཡོད། ཆབ་རྡགས་དམར་སེར་རྙོགས་པ་དང་དྲི་རླངས་ཆེ་ལ་ཀུ་ཡ་མཐུག་པ་ཡོད། ལྕེ་མདོག་སྐྱ་ལ་ཧྲུང་འབྲུམ་དམར་སྟི་མ་མང་བ། མིག་སྤྲིན་དམར་བའམ་སེར་པ། སྣ་དང་ཁ་སྐམ་པ། གཟུགས་པོར་འཁྲུགས་སྣང་དང་གྲབ་ཤུམ་མང་དུ་བྱེད་པ། དབུགས་ཐུང་ལ་ཆོད་པ། ལུས་བྱིངས་ལྕི་ཞིང་ཉོབ་པ། ཚ་ཅིག་ན་བ། སྐོམ་དད་ཆེ་བ། ལུས་སྟི་བ། མེ་དང་ཉི་མ་ལ་དགའ་བ། རྨི་ལམ་ཟང་ཟིང་མང་བ། མགོ་དང་རྐང་ལག་ན་བ། སྟོད་དུས་དམིགས་བསལ་ན་བ་བཅས་ཡོད།

སྨན་བཅོས།

མ་སྨིན་ཚ་བའི་སྐབས་སུ་གཏར་བཤལ་དང་བསིལ་སྨན་ཤུགས་ཆེན་གཏོང་མི་ཉན། ཐོག་མར་འབྲས་གསུམ་ཆ་མཉམ་ཐང་ངམ་ཡང་ན་ནོར་བུ་བདུན་ཐང་གཏོང་། རིམས་ཚད་སྤྱི་ལ་ཕན། བད་རླུང་བསྡོངས་པ་ཞེས

ཚེ་ན་མ་ཏུ་བཞི་ཐང་གིས་ཕན། གཞན་ཡང་རྡོང་ལེན་ལྔ་པ་ཞེས་བྱ་བ། རྡོང་ལེན་གཱ་རམ་ ༤༠ གཡའ་ཀྱི་མ་ ༣༠ རེ་སྐོན་ ༢༤ སྤྲ་ལོ་དཀར་པོ་ ༢༤ ཕྲི་ཡང་ཀུ་ ༨༠ བཙས་ཀྱི་ཕྱེ་མ་རིལ་བུ་སོགས་གདོང་ན་ཚིགས་གཞི་དང་མགོ་པོ་ན་བ་སོགས་ལ་ཕན། ཚ་བ་རིམས་དང་བསྔོངས་ན་རིམས་འཛོམས་ལྔ་པ། ཞེས་པ་པར་པ་ཏ་གཱ་རམ་ ༤༠ གཡའ་ཀྱི་མ་ ༣༠ རེ་སྐོན་སྟེ་མར་ ༣༠ སྤྲ་ལོ་དཀར་པོ་ ༣༠ ཕྲི་ཡང་ཀུ་ ༣༠ བཙས་བདང་ན་ཚ་བ་རྒྱས་པ་མགོ་དང་རྐང་ལག་ན་བ་སོགས་ཚ་བ་རིམས་དང་བསྔོངས་པ་ལ་ཕན། གཞན་ཡང་དེག་ཏ། བ་ཤ་ཀ། སླེ་ཏྲེས་ཀ་ཊ་ཀ་རིའི་ཚིག་ཐང་ཡང་བདང་ཚོག

སྦྱོར་བཏང་སྨན། གཙོ་བརྒྱད། སྤང་རྩི་ ༡༢ ཏ་བཟི། ནོར་བདུན་གྱིས་རྡས་ཤུལ་ན་ཤེན་ཏུ་ཕན། ཚད་པ་ཆགས་རྗེས་སྤྲིན་ཆེ། བསིལ་བཙུད་ ༡༤ ཨ་གར་ ༡༤ སོགས་གདོང་ན་འགྲིགས།

ཕྲི་བཙོས།

ཚ་བ་ཏ་ཙང་ཆེ་ན་ནད་པ་རྒྱ་གྲང་མོའི་ནང་བཙུག་པའམ་མགོ་དང་ལུས་ལ་རྒྱ་གྲང་མོ་བླུགས་དགོས། ཡང་ན་ཀམ་པ་ལི་རས་སོགས་རྒྱ་ལ་སྦངས་དེ་མགོ་དང་ལུས་ལ་དཀྲི་བ་དང་འཁྲུགས་པ་གྲང་མོ་སྦྱར་བ་སོགས་བྱེད་དགོས།

ཟས་སྤྱོད་ཀྱིས་བཅོས་ཐབས།

ཚ་བ་དང་མཁྲིས་པའི་ནད་ལ་ཚྭ་གར་པོ་དང་སྐྱུམ་སོགས་ཉུང་ངུ་སྦྱོར་རྒྱུ་དང་། ཚ་སྐྱུར་སོགས་ཀྱང་མང་པོ་བསྟེར་རྒྱུ་མེད། ད་དུང་སྒོག་པ། མར་རྙིང་། ཤ་ཚིལ་ཅན། ཆང་རག སྤྱོད་ལམ་ཤུགས་ལས་སོགས་སྤང་སྟེ་ལྷོད་པོའི་ངང་ཞིང་གྲིབ་བསིལ་སར་བསྡད་དགོས་པ་ཡིན། ཉིན་དགུང་ཆུ་བསིལ་དང་རློལ་གྲང་བསྟེན་དགོས་སོ།

༧༨༔ ཚ་བའི་རིམས་ནད་བཅོས་ཐབས།

ཚ་རིམས་ཐལ་ཆེར་ཚ་བའི་རྒྱུ་རྐྱེན་དང་འདྲ་བ་ཡིན།

ནད་རྟགས།

རྩ་ཕྲ་ཞིང་མགྱོགས་པར་འཕར་བ་དང་ཆབ་རྡུགས་སེར་ལ་རྙོགས་པ་སོགས་མ་སྨིན་ཚ་བ་དང་རྒྱས་ཚད་འདྲ། ནད་འདི་འགོས་ཁྱབ་ཆེ་བ་ཡིན།

སྨན་བཅོས།

ཚ་རིམས་ཀྱི་རིགས་ལ་གཏར་ཁ་རྒྱབ་པ་དང་། ག་བུར་རིགས་ཀྱི་སྨན་གཏོང་མི་ཉན། དང་པོར་ནོར་བུ་བདུན་ཐང་ལེགས་པར་གཏོང་། ཕྱུར་ནག་ཅིག་ཐང་བཏང་ན་ཤིན་ཏུ་ལེགས། དེ་ནས་རྟ་བཟི་རིལ་བུ། གཙོ་བརྒྱད་གཡུ་རིལ། སྤང་རྩི་ ༡༢ གཏོང་། སྦྲོ་དང་བསྒོངས་

ན་གཙོ་བོ་ ༢༤ སྦྱོད། ཡང་ན་ནོར་བུ་བདུན་ཐང་དམ་ཧ་བཟི་རིལ་བུའི་ཕྱེ་མ་བསྲེས་ཏེ་བསྐོལ་བའི་ཐང་བཏང་ན་ཤིན་ཏུ་ཕན་ཆེ།

ཟས་སྤྱོད།

ཚ་བ་ལྡར་ན་བསྙེན་ན་འགྲིགས།

༧༠༽ ཆམ་རིམས་ཀྱི་བཅོས་ཐབས།

ཆམ་རིམས་ནི་དགུན་ཁ་དང་། དཔྱིད་ཀ་སོགས་གནམ་གཤིས་འགྱུར་ལྡོག་ཆེ་སྐབས་ཚ་གྲང་འཐབ་སྡེ་བཙོག་པ་ཤོར་བ་ལ་བརྟེན་ནད་འདི་ཐོག་ཡོང་།

ནད་རྟགས།

ཐལ་ཆེར་ཚབས་ཆེ་བ་རྣམས་ཚ་བ་དང་འདྲ་བ་ཡོང་། གྲང་ཤུར་རྒྱབ་པ་དང་མགོ་ན་བ། ཚིགས་གཞི་ན་བ། ལྟོ་ལ་བྲོ་བ་མེད་པ། གློ་བ་ཚ་ཞིང་སྣ་རྒྱུ་འཛགས་པ། གློ་རྒྱབ་པ་སོགས་ཡོང་།

སྨན་བཅོས།

ཆམ་རིམས་འདི་དང་པོ་ཐོག་དུས་ནོར་བུ་བདུན་ཐང་ལེགས་པར་བསྐོལ་ཏེ་གདུས་པའི་ཐང་དང་མཉམ་དུ་ཧ་བཟི་རིལ་བུ་རེ་སྣ་དགོངས་གཏོང་དགོས། ཉིན་དགུང་གཙོ་བོ་བརྒྱད་པ་གཏོང་ན་ཆམ་པ་དྲག་ཐུབ།

༡༔ གྲི་ཆམ༔ སྒྲོ་རྒྱབ་པ་དང་གྲི་བ་ཚ་ཞིང་སྐྲད་འཛེར་བ་གྲི་ཆམ་ཡིན། འདི་ལ་བོང་དཀར་བཞི་ཐང་དང་། ཐང་རྒྱན་ ༡༤ གཙོ་བོ་ ༢༤ སྒྲོ་ཚད་ཀུན་སེལ་སོགས་འཕྲོད་པོ་ཡོང་།

༢༔ ཡ་ཆམ། ནཱ་ཁྲུང་ཟ་ཞིང་ཏམ་སྦྲིད་མང་བ། སྣ་ཆུ་འཛགས་ན་སྣ་ཆམ་མམ་ཡ་ཆམ་ཡིན། འདི་ལ་ནོར་བུ་བདུན་ཐང་གིས་ཏ་བུས་ཏེ་ཇོ་ཇི་རབ་འཇོམས་དང་། གུར་ ༡༣ གུར་ཁྲུང་སོགས་གཏོང་ན་ཕན།

༣༔ ཆམ་ནད། ཆམ་པ་སྨན་བཅོས་ཡག་པོ་མ་བྱུང་བ་རྒྱུན་རིང་ལས་ན་རྒྱུན་དུ་སྒྲོ་ལུ་བའི་སྒྲོ་སུད་དུ་གྱུར་གྱི་རེད། འདི་ལ་རྒྱུན་ ༧ འབྲུགས་ཀུན། ཨ་གར་ ༡༤ སོགས་གཏོང་དགོས།

༤༔ ཆམ་ཚད་གླད་པར་ཤོར་ན་གླད་ཚད་དུ་འགྱུར་སྲིད་པས་མགོ་ན། མིག་གི་རྒྱལ་མོ་ཆེ་རུ་འགྲོ་བ། མཛིང་རྒྱབ་ཀྱི་རྩ་རིངས་པ། གདོང་མདངས་ཞན་དུ་གྱུར། ཚ་བ་ཆེན་པོ་འབར་བ་ཡིན་པས་ནོར་བུ་བདུན་ཐང་ལ་ཏ་བཟི་རིལ་བུ་བཏབ་པ་འཐུང་། མན་གུར་ ༡༣ བྱུར་དམར་ ༢༤ སྨན་ནག་འབྲུལ་འཁོར་ཆེན་མོ་སོགས་བཏང་སྟེ་ཇི་དྲག་གི་བཅོས་བྱེད་དགོས།

ཟས་ཀྱི་བཙོས་ཐབས།

ཆམ་པ་གང་འདྲ་ཞིག་ཡིན་ཡང་སྐྲུར་དང་མངར་ཆ་མི་འཕྲོད། ཡོས་ཚ་བོའི་རླངས་པ་སྣར་གདུགས་པ་དང་། རྩམ་ཐུག་ཕྱུར་སྐྲུར་པོ་ཙུང་ཟད་བཏབ། མར་ཡང་ཙུང་ཟད་བཏབ་པའི་ཐུག་པ་ཚ་བོའི་རླངས་པ་དུགས་པ་དང་འཐུང་ན་ཕན་པོ་ཡོད།

སྲུང་བྱ།

ཆམ་པའི་ནད་པ་དེ་ཉི་མ་དང་མི་ལ་བསྒྲིག་པ་དང་། ཉིན་མོ་གཉིད་ལོག་པ། སྤྱོད་ལམ་འཁྲུགས་ལས། ཆང་དང་ཨ་རག་མངར་ཆ་སོགས་སྲུང་དགོས་པ་ཡིན་ནོ།

སྔོན་འགོག

ཆམ་རིམས་ཐོག་པའི་མི་དང་མི་གཞན་འབྲེལ་བ་ཆུང་དུ་གཏོང་རྒྱུ། དེའི་ཁ་རླངས། གོས་ཐོར་བ་སོགས་གནས་སྐབས་ཀྱང་མི་འཛེམས་པ་བྱ་རྒྱུ་དེ་གལ་ཆེ། ཁྲིམ་མཆེས་ཀྱི་ནང་མི་རྣམས་ཀྱང་ཆུ་སྐོལ་འཐུང་བ་དང་། ནོར་བུ་བདུན་ཐང་། ཏྲ་བཟི། གཙོ་བརྒྱད་གཡུ་རལ། ལོ་གྲོན་རིལ་བུ། འཁྲུལ་ཐང་སོགས་གཏོང་ན་ཆམ་རིམས་སྔོན་འགོག་བྱེད་ཐུབ།

༤༠༔ སིབ་བེའི་ནད་བཅོས་ཐབས།

ནད་རྟགས།

ནད་དུག་གི་རིགས་དགུན་དཔྱིད་གཉིས་སུ་འགོས་ཁྲབ་འགྲོ་བདེ་ཞིང་ལུས་ཀྱི་ཁྲག་དང་ཆུ་སེར་ལ་བབས་ནས་གཟུགས་པོ་འབུར་རྡོག་དམར་པོས་སིབ་སིབ་བརྡོན་ཅིང་། ལྷག་པར་མིག་སྤྲིན་དམར་པོ་ཆགས་པ། མགོ་དང་ཚིགས་གཞི་ན་བ། ཚ་བ་རྒྱས་ཆེ་བ་དང་། གློ་ལུ་བ། སྣ་ཆུ་རྡོན་པ། མིག་གིས་འོད་མི་འཁྲོགས། མིག་སྐྲུག་འཁོར་བ། གྲང་ཤུམ་རྒྱག་པ། དགོང་དྲོ་ཚ་བ་ཆེ་ཞིང་དང་ཁ་མེད་པ་སོགས་ཡོང་། འདི་མང་ཆེ་བ་བྱིས་པ་ལ་ཡོང་གི་ཡོད་པ་དང་། ཐར་ནད་ཡིན་སྟབས་མི་རྒན་པ་ཡིན་ཡང་ནད་འདི་མ་ན་བ་ཡིན་ན་སྲིད་པ་ཡིན། ནད་འདི་ལ་སྨིན་བྱེད་ཀྱི་སྨན་བཏང་ན་ཉིན་གཉིས་གསུམ་ནང་ཐོར་པ་ཚང་མ་ཐོན་ཡོང་། དེ་ཡང་རྣ་རྒྱབ། ཐོད་པ། མཇིངས་པ། བྲང་ཁོག སྒལ་བ། གྲོད་ཁོག་སོགས་ལ་རིམ་བཞིན་ཐོར་པ་ཐོན་པ་རྣམས་རིམ་བཞིན་དྭག་སྐྱེས་ཡོང་གི་ཡོད།

སྨན་བཅོས།

ནད་འདི་ལ་དང་པོ་སྨིན་བྱེད་ཀྱི་སྨན་གཏོང་རྒྱུ་དང་། དེ་རྗེས་གཉན་ཚད་གཅོག་པའི་སྨན་གཏོང་དགོས། སྨིན་བྱེད་ཀྱི་སྨན་སྒོ་རྡུས་བཞི་ཐང་། ཨུ་སུའི་ཐང་། འོམ་བུའི་ཚིག་ཐང་། ཡང་ན་མ་ནུ་བཞི་ཐང་།

ཡང་ན་ནོར་བུ་བདུན་ཐང་བཏང་ན་འགྲིགས། སྨན་འདི་རྣམས་བཏང་རྗེས་སྨིན་དྲགས་འབུར་རྗོག་དམར་ཞིབ་ཐོན་ཡོང་། འདི་དུས་ནད་པར་རླུང་སེར་བུ་ཕོག་ན་འབུར་རྗོག་ཐོན་མི་ཐུབ་པས་ལུས་ཁམས་རྩེ་བཅོས་དང་རླུང་བསེར་བུ་མ་ཕོག་པ་བྱེད་དགོས། དེ་རྗེས་གཉན་ཚད་གཙོག་ཐབས་སྨན་སྤང་རྩི་ ༡༢ སྤང་ཁྲག་ ༡༢ གཙོ་བརྒྱད། སྔོན་པོ་སུམ་སྦྱོར་སོགས་དང་ཚབས་ཆེ་ན་སྦྲུ་ནག་ ༢༠ གཏོང་། བཅོས་ཐབས་འདིས་ཐོར་པ་རྣམས་རིམ་གྱིས་ཡལ་ཏེ་ཟས་ལ་དང་ག་དང་བསྟུན་སྣང་ཡལ་བ་སོགས་རིམ་བཞིན་ཡར་རྒྱས་ཡོང་གི་རེད། ཡང་སྨིན་དཀའ་ཞིང་འབུར་རྗོག་དོན་དཀའ་ན་ཆང་ཞིམ་ཐུར་མ་གང་བསྐོར་ན་ཡང་ལམ་སེང་སྨིན་ཐུབ།

སྤང་བྱ།

ཆད་འདི་ཕོག་རྗེས་ཆང་དང་ཤ་རག་མངར་སྐྱུར་གྱི་རིགས། ལྷག་པར་ཚུ་འཛེམས་དགོས་པ་དང་། རླུང་བསེར་བུ་མ་ཕོག་པ་གལ་ཆེ།

༤༧༔ གག་པའི་ནད་བཅོས་ཐབས།

རྒྱུ་ཚ་རིམས་སྲི་དང་འདྲ་བའི་རྒྱུ་ལས་བྱུང་།

ནད་རྟགས།

གཉན་རིམས་གྲེ་བར་བབས་པ་ཡིན། ཚ་བ་རྒྱས་པ་དང་། མགོ་དང་ཚིགས་གཞི་ན་བ། ལྕེ་སྙིང་དྲིག་པའམ་བད་མཐུག་པོ་ཆགས་པ། ཁན་ཕུག་དང་གྲེ་བ། ལྕེ། མཆུ་ཏོ་ལ་ཐོར་པ་དོན་ནས་ན་ཟུག་ཡོང་བ། ཐོར་པ་དཀར་པོ་སྐྲ་ཚིལ་ཚིལ་ཤོར་པ་ཁྲ་སྦྲུབ་པ་ལྟར་ཆགས། གྲེ་བ་འགག་ནས་དབུགས་གཏོང་དཀའ་ལ་མདོག་སྐྱ་ཤར་ལ་མཆུ་ཏོ་སྔུག་པོ་ཆགས།

འཕར་རྩའི་རྒྱུ་བ་གྲིམས་ལ་མགྱོགས་པར་འཕར། དྲི་ཆུའི་མདོག་དམར་སེར་ལ་དྲི་མ་དང་རླངས་པ་ཆེ་ཞིང་ཀྱུ་ཡ་མཐུག་པ་སོགས་ཡོད།

དོ་སྣང་།

ནད་འདི་འགོས་ཁྱབ་ཆེ་ཞིང་གྲེ་བ་འགགས་ནས་ལམ་སེང་འཆི་འགྲོ་བའི་ནད་ཡིན་པས་ཛ་དྲག་གིས་སྨན་ཁང་ཆེ་བར་བསྐྱལ་དགོས། དེ་མིན་གཤམ་གསལ་གྱི་སྨན་བཅོས་རྣམས་འཕྲལ་དུ་བསྟེན་དགོས། ནད་འདི་གཉན་རིམས་ཁོངས་ཡིན་པས་མགོ་ལ་བབས་ན་ཀླད་གཟེར། གྲེ་བ་ལ་བབས་ན་གག་པ། སྟོད་ལ་གཉན་གཟེར། ཕོ་བ་ལ་གཉན་གླང་། རྒྱུ་མ་ལ་རྒྱུ་གཟེར། པགས་པ་ལ་མེ་དབལ། ཚིགས་ལ་རྨེན་བུ།

ཉ་ལ་ཉ་ལོག་འབྲུ་སྐྲུགས། ཤ་ལ་ལྟོག་པ། ཁོག་པ་ལ་བབས་ན་ཁོང་ལྟོག་སོགས་གཉན་རིམས་བཅོ་བརྒྱད་དུ་གྲགས་པ་ཡིན།

སྨན་བཅོས།

དང་པོ་རྣམ་རྒྱལ་ཐང་ནག་གཏོང་བ་དང་སྦྲགས་གག་པའི་ཕན་པ་ཀུན་ལྡན། རྣམ་རྒྱལ་དགུ་པ། སྲང་ལྔེ ༤།༨ ཤུ་དག་བཞི་པ། བྲུང་ལྔ། གཙོ་བྲུང་། ཧ་བཟི་རིལ་བུ། སྲང་ཁྲག་སོགས་གང་ཡོད་གཏོང་། ཡང་ན་དང་པོ་ནས་ཕུར་ནག་དང་བོང་དཀར་གསུམ་ཐང་གཏོང་དགོས། རྫེས་སུ་གྲི་བ་འཛིར་པ་དང་སྨམ་ཤས་ཆེ་ན་ཡི་ཁྲག་དང་། ཡི་བྲུང་ཕན་ཆེ་བ་ཡོད། ༼ཡི་ཁྲག་ནི་སྲང་སྟེ ༡༢ + ཡི་ཤི ༦ བསྲེས་པ་དང་། ཡི་བྲུང་ནི་ཡི་ཤི ༦ + བྲུང་ལྔ་བསྲེས་པ་ཡིན༽

༡༽ གཉན་རིམས་རྒྱུ་མར་བབས་ནས་འབྲུ་ཞིང་། འབྲུ་བ་བོང་ཉུང་ལ་ཟུག་ཆེ། དམར་སེར་ཟ་ཁྲུ་བེ་སྣབས་འབྲུ་བའི་རྒྱུ་གཟེར་ལ། ད་ཧྲིག ༢༥ བྲག ༨ བྲག་བྲུང་། མཁྲིས་ཕྱེ ༧ སྨུང་སྦྲུས་ལྔ་པ་རྣམས་གཏོང་། ན་ཟུག་ཡོད་དུས་འབྲུལ་བྲག་གཏོང་བ་དང་། བཤལ་ཐེངས་མང་ན་བྲག ༨ མཁྲིས་ཕྱེ ༧ སོགས་གཏོང་།

༢༽ གཉན་རིམས་ཤ་ལ་བབས་ན་ལྟོག་པ་ཟེར། མགོ་ན་བ་དང་། ཁ་ཁ་བ། སྙིང་འཕྱོ་ཞིང་འདར་ལ་མི་དགའ་བ། ཤ་ལ་སྐྲངས་པོ་ནག་པོ་དང་། ཁྲ་བོ་སོགས་བྱུང་། ཁྲད་པར་སྐྲངས་ཐོར་གྱི་མགོ་ནག་པོར་

བྱུང་ན་ལྷོག་པ་ཡིན་པས། ཐོག་མར་སྐྱེར་ཤུན་གྱི་ཐང་བཏང་རྗེས་དམར་ཆེན་རྡོ་རྗེ་ཕ་ལམ་དང་། ཁྱུང་ལྔ་རྣམས་གཏོང་དགོས།

༢) གཉན་རིམས་མགོ་ལ་བབས་ན་གླད་གཟེར་ཡིན། ཐོག་མར་མགོ་བོ་ན་ཞིང་། ཚ་བ་ཆེ་བ། སྨུར་འགྲམས་ལྷག་ཁྱུང་ན་བ། སྐྱུགས་ལྡང་བྱེད་པ། གདོང་མདངས་ཉམས་ཤིང་གཟུགས་པོར་ཤུགས་མེད་ཆགས་པ། ཁྲད་པར་དུ་མགོ་གཟེར་ཆེ་ཞིང་སྐྱུགས་པ་ཡང་ཡང་ཤོར་བ། མཐིང་པ་རིངས་པ། མིག་འབྲས་མཁྲུལ་བསྐྱོད་ཉམས་ཤིང་རྒྱལ་མོ་ཆེ་དུ་འགྲོ་བ། དྲི་ཆུའི་མདོག་དམར་སེར་ལ་དྲི་རླངས་ཆེ་བ་ཡོད། ནད་འདི་དུས་ཐོག་བཅོས་མ་ཐུབ་ན་ཉིན་གཉིས་གསུམ་ནང་འཆི་འགྲོ་མ་ཐ་ཡང་དབང་པོ་ཉམས་པ་དང་། ཡན་ལག་ཞ་བ་སོགས་ཡོང་། འདི་ལ་དང་པོ་ཕུར་ནག་གི་ཐང་བཏང་རྗེས། མགོ་ཐང་གསུམ་པ། འབྲུལ་ཐང་། སྨན་ནག་འབྲུལ་འཁོར་ཆེན་མོ། ལོ་གྱོན། ཧ་བཟི། བདུད་རྩི་སྙིབས་ཆོག སྤང་རྩི་ ༡༢ གུར་ཁྱུང་། མན་ངག་གུར་གུ་ ༡༢ སོགས་གང་འོས་གཏོང་། ལག་ལེན་ཡོད་ན་དྲག་རྗེས་སུ་སྨུར་གོང་འཕར་རྩ་ཙུང་ཟད་གཏར་ན་འགྲིགས། གླད་པར་སྐྱོན་ཤོར་བའི་དོགས་པ་ཡོད་ན་བྱུར་ ༢༤ བསམ་ནོར། ཤྭ་རའི་ཤེལ་བཙོན་སོགས་གཏོང་།

ཟས་བཅོས།

གཉན་རིམས་ཀྱི་རིགས་ཅི་འདྲ་ཡིན་ཡང་མངར་སྐྱུར་དང་། ཞོ་ཐོ་མ། དར་བ་སྣང་ཞིང་། ལྷག་པར་ཆང་ཨ་རག སྲུམ་རྩི་ཅན་

སོགས་སྦྱང་ཞིང་བསིལ་གྲིབ་ལ་བསྡད་པ་དང་། ཙམ་ཐུག་འབྲས་ཐུག་ཆུ་བསིལ་སོགས་བསྟེན་ནས་བཅོས་དགོས། ཆུ་སྐོལ་གྲང་མང་ཙམ་འཐུང་བ་དང་། ངལ་གསོ་རྒྱག་པ་སོགས་བྱེད་དགོས་སོ།

༤.༢ཿ འབམ་ནད་བཅོས་ཐབས།

ཆང་རག་འཐུང་ཆེས་པ་དང་། ཛ་མ་ཐོན་པ། བཙུད་མེད་ཟ་དྲགས་པ། ཉན་གཤེར་གྱི་ཡུལ་དུ་བསྡད་དྲགས་པ། ཁྲག་རླུང་སྨད་དུ་འབབས་པ་སོགས་ཀྱིས་ནད་འདི་ཡོང་།

ནད་རྟགས།

ཙ་རྒྱུད་ཐལ་ཆེར་ཁྲག་རླུང་གི་སྐབས་དང་འདྲ་ཞིང་ཆབ་རྟགས་སོགས་ལ་ནག་ཞད་ཆགས་པ། མིག་མདོག་དམར་ཞིང་མཆུ་སྒོ་ནག་ཏུ་སྐྲངས་པ། སོ་དང་རྐན་ཙ་རྒྱས་ཤིང་སྨུར་འགྲམ་བྲང་ཁོག་ར་སྟོད་ན་བ། སྙིང་ཁམས་མི་བདེ་བ། རྐེད་པ་དང་བརླ་རྐང་པུས་ཚིགས་ན་བ། སྒྲིད་ཁྲུག་དང་བྱིན་ཁྲུག་གི་ཆུ་རྒྱུས་འཁྲུམས་ནས་རྡིང་པ་འཛུགས་མི་ཐུབ་པ། རྐང་པའི་བོལ་གོང་དང་ངར་གདོང་སོགས་སྐྲངས་ནས་སྨྱུག་ཤིག་དོན་པ་དང་ན་ཟུག་གཏོང་བ་སོགས་ཡོད། ལྷག་པར་ལུས་ཀྱི་སྟོད་སྨད་རེ་མོས་བྱས་ནས་ན་ཞིང་ལྗི་རུ་འགྲོ་བ་ནི་འབམ་གྱི་ནད་རྟགས་གཙོ་བོ་རེད། ནད་གཞིའི་དབང་གིས་དཀར་ནག་ཁྲ་བོ་གསུམ་ཡོང་གི་ཡོད།

སྨན་བཅོས།

འབམ་སྨན་བཅོས་ཀྱི་ཐོག་མར་ཨ་གར་ ༢༤ སྤྲང་ཆེན་ ༡༨ གསེར་ཐང་ ༡༨ བཅས་བཏང་ནས་ནད་སྨད་དུ་འབེབས་དགོས། དེས་མ་ཐུབ་ན་ཀོ་ཐྲི་ ༡༣ དང་ཀྱོ་ཐྲི་ ༧ ཀོ་ཕྱི་ ༤ ཐང་སོགས་བཏང་ནས་སོ་ཀླི་ལ་དང་སྟོད་ཀྱི་ནད་སོགས་འཇགས་ནས་རྐང་པ་སྐྲངས་ཆེ་རུ་ཕྱིན་ནས་ནག་ཐིག་སྐྱུག་ཐིག་སོགས་དོན་པ། རྐང་པའི་རྒྱུ་རྒྱུས་རིངས་འཁྲུམས་ཆགས་པ། བཙོད་གླགས་མེད་པའི་གཟེར་ཟུག་བཏང་ནས་རྐང་བསྐུམ་མི་ཐུབ་པ། ཉལ་སར་ལུས་པ་སོགས་ཡོང་ན་འབམ་སྨད་དུ་བབས་པའི་རྟགས་ཡིན། འདི་དུས་རྐང་འབམ་གྱི་དངོས་གཞིའི་སྨན་ལབ་ཁུའམ་སྨན་དཀར་བསྟེན་པའི་དུས་ཡིན། ཁྱད་པར་རྒྱུ་རྟགས་ལ་ལ་ཕུག་ལེབ་མོ་ཁ་ཞས་བཙུག་རྗེས་ཆབ་རྟགས་དྭངས་ཞད་དང་། སྐྱ་བ་ཆགས་ན་ལ་ཕུག་གཏོང་རན་པ་ཡིན། བབས་རྟགས་མ་བྱུང་བར་དུ་སྨན་གོང་གསལ་རྣམས་བསྟེན་པ་གལ་ཆེ། འབམ་སྨན་དང་པོ་ནས་གཉན་སྨན་གཏོང་མི་རུང་། གཏོང་ན་འབམ་འཕོར་ཏེ་བཅོས་སུ་མེད་པ་འགྱུར་ཉེན་ཡོད་པ་ཤེས་དགོས།

ལབ་བཅོས་བསྟེན་ཐབས།

ཐུག་པའམ་ཤ་གསར་པ་ཉུང་ཙམ་ཞིག་བཅོས་པའི་ཁུ་བའི་ནང་ལ་ཕུག་གཞོགས་པའི་གཤག་པ་ཁ་ཤས་སླུགས་པའི་ཐུག་པའམ་ཁུ་བ་དགོང་མོ་ཉུང་ཙམ་བཏང་རྗེས་སང་ཉིན་ནད་ཐུ་རུ་མ་ཕྱིན་ན་གདན་འཕེལ་བ་ཡིན་པས་ལ་ཕུག་ཤུན་ལྤགས་བཤུས་པ་ལབ་བརྡར་གྱིས་ཞིབ་མོ་བརྡར་བ་རྣམས་རས་ཁུག་གཙང་མའི་ནང་སླུགས་ཏེ་བཙིར་བའི་ཁུ་བ་དཀར་ཡོལ་ཕྱེད་ལྷག་ཙམ་བྱུང་ན

དེར་རྒྱུགས་པ་ཕྲ་མོ་ཡང་ན་ཁོག་ཙམ་དཀྲུགས། དཀྲུགས་དུས་ལྷུ་བ་སྦོན་ཡོང་། ལྷུ་བ་པ་ཐེངས་ཉི་ཤུ་ཙམ་ཕྱིར་གཡུགས་པའི་འཕྲོས་ལབ་ཁྲུ་དངས་མར་གསང་སྔགས་ཕྱིང་ཀུ་དུས་བཏུས། ཁྲག་སྐྲོད་པ་དུས་བཏུས། གུར་གུམ། རྒྱ་ཚ་ཞད་ཙམ་སྦྱར་བའི་ཕྱེ་མ་སོགས་ཀྱི་ནང་དུ་ཞག་གཅིག་བསྐལ་བ་དེ་རྡོ་འཇམ་བཟོས་ཏེ་སྤུ་རྡོ་དཀར་ཡོལ་ཕྱིད་ཙམ་འབྱུང་། བཤད་ས་དང་གོས་སོགས་རྫོན་མོ་བསྟེན་དགོས། ལབ་ཁྲུ་ཁ་ཏིག་མེད་པ་མངར་ཞིང་འབྱུང་བདེ་བ་སོགས་བྱུང་ན་གསང་སྔགས་ལངས་པོ་བྱུང་བའི་རྟགས་ཡིན། དེ་ལྟར་ལབ་ཁྲུ་ཞག་བདུན་ཙམ་བསྟེན་དགོས། འདི་དུས་སྔགས་སྦྱོས་ཁྲུང་ ༡༤ སེང་ ༢༤ སྦྱོས་ ༡༠ བསམ་ནོར་སོགས་གཏོང་། ལབ་ཁྲུ་བཏོན་པའི་སྐྱིགས་རོ་ལ་ལྷུམ་རྩ། ཙུ་ཙ། བུལ་ཏོག སྤོ་ལྷུགས་ཀྱུ། ལྕུ་བདུད་རྡོ་རྗེ་རྣམས་སྦྱར་བའི་འབུར་ལ་ཚྭ་ཕྲན་བུ་བླུགས་ཏེ་སྐྲངས་པོ་དང་རྐང་པ་ལ་འབུར་རྒྱག་དགོས། འདི་ལ་བག་ཕྱེ་ཙུང་བསྲེ་ན་འགྲིགས། འདི་ལྟར་བཅོས་བྱེད་ན་ཉིན་རེ་བཞིན་དྲག་ཏུ་འགྲོ་ཡོང་། གསང་སྔགས་མ་བཏབ་པའི་ལབ་ཁྲུ་རྐྱང་པ་བཏང་བའི་སྲོལ་ཡང་ཡོད། ཞིབ་པ་ཀོང་སྤྲུལ་རིན་པོ་ཆེའི་གསུངས་ (འཚོ་བྱེད་ལས་དང་པོ་ལ་ཉེ་བར་མཁོ་བའི་ཟིན་ཏིག་གཅེས་བཏུས་བདུད་རྩིའི་ཐིགས་པ་) ཞེས་པའི་ནང་ཟླ་གཉན་གསོ་བཅོས་སོགས་ཞིབ་པར་བཞུགས་པ་དེར་གཟིགས། གང་ཙམ་རིག་པས་བཅོས་ཤེས་སོ།

ཟས་བཅོས།

རྩམ་ཐུག་སླ་པོ་དང་། འབྲས་ཐུག་ཛ་ཐང་སོགས་བསྟེན་ཞིང་ངལ་དུབ་སོགས་སྤང་རྒྱུ།

སྤང་བྱ།

ཆང་རག་དང་ལྷག་པར་མ་དྲག་པར་རྩྭ་སྦྱང་དགོས་པ་གལ་ཆེ།

༤་༣༔ གྲུམ་བུའི་ནད་བཅོས་ཐབས།

ཆམ་པ་དང་རིམས་ཚད་ཀྱིས་ཆུ་སེར་རྒྱུས་ལ་ཞེན་པ་དང་། ལུས་ཁམས་འཁྲུགས་པ། དྭངས་མ་མ་སྨིན་པ་སོགས་ཀྱིས་ནད་འདི་ཡོང་།

ནད་རྟགས།

གྲུམ་བུ་ལ་རིགས་གཉིས་ཡོད། ༡༔ གྲུམ་བུ་ཚ་བ་དང་བསྒོངས་པ་ལ་ཚ་གྲུམ་མམ་དྲེམ་ནག་ཟེར། ཚ་བ་རྒྱག་པ་དང་དཔུང་ཚིགས་དང་གྲུ་ཚིགས། པུས་ཚིགས་རྣམས་ན་བ་དང་ཚ་བ་འཕར་དུས་ནད་གཞི་སྦྲ་རུ་འགྲོ་བ། ཤ་པགས་བརྩེ་བ་དང་རུས་ཚིགས་མཐའ་ལ་འབུར་ཧྲོག་ལྟ་བུ་སྐབས་རེ་དོན་པ། གནམ་གཤིས་འགྱུར་ལྡོག་གི་སྐབས་ན་ཆེ་བ་མ་ཚད། མཚན་མོ་དང་ལུས་འཁྲུགས་སྐབས་ན་མང་བ། ལྷག་པར་

སྟོན་དཔྱིད་གཉིས་ལ་ནད་ལྡང་གི་ཡོད་ཀྱང་ནད་དྲག་རྗེས་མཇུག་མོ་སོགས་ཀྱག་ཀྱོག་ཆགས་ཀྱི་མེད།

སྨན་བཅོས།

ཐོག་མར་ཚ་བ་དང་གཉན་ཁ་གཙོག་དགོས་པས་སྨན་སྣི་ཏྲིས་ལྡེ་ཐང་དང་། སྣི་བྲུང་། སེང་ ༢༥ སྤོས་ ༡༥ དངུལ་ཆུ་ ༡༨ གླུ་བདུད་ ༡༨ སོགས་བཏང་རྗེས་གཉན་ཁ་དང་ཚ་བ་ཆགས་ན་དང་། དེ་མིན་ཚ་བ་མ་ཆགས་ཆོ་ནོར་ ༦ ཡང་ན་འཕྲུལ་ཐང་གིས་ཏྲ་བྱས་ནས་གཏོང་ན་འགྲིགས། རྗེས་སུ་འཇིབ་དང་མེ་བཙའ་ལ་སོགས་རྒྱབ་ནས་ནད་མཇུག་གཙོད་དགོས།

སྔོན་འགོག

ཆམ་པ་ཐོག་ན་ལམ་སེང་སྨན་བཅོས་བྱེད་དགོས་པ། རྒྱུན་དུ་ཆུ་ལ་ཞུགས་པ་དང་། བཀྲན་སྙིང་བསྲུད་པ་སོགས་སྤང་དགོས།
༢ཿ གྲང་གྲུམ་མམ་ཏེམ་དཀར་ནི་ལུས་ཀྱི་ཤེད་ཤོར་བ་དང་། ཟས་དང་ག་མི་བདེ་པ། ཤ་སྐྲིམ་དང་ཆུ་རྒྱུས་ལ་ན་ཚ་གཏོང་བ། རྐང་ལག་སྒྲིད་པའི་ཚ་ཤར་རྒྱག་པ། རྐང་ལག་གི་རུས་ཚིགས་ཆུང་བ་རྣམས་ཀྱག་ཀྱོག་འགྲོ་བ། མགུལ་བསྐྱོད་མི་བདེ་བ་དང་། རུས་ཚིགས་ཆེ་རུ་འགྲོ་བའི་མཐའ་འཁོར་དམར་པོ་ཆགས་ནས་སྐྲངས་པ། ཆུ་རྒྱུས་རིངས་འཁྲུམས་ཆགས་པ་སོགས་ཡོང་།

སྨན་བཅོས།

ནད་འདི་སྨན་བཅོས་རྒྱུན་རིང་ཙམ་བྱེད་དགོས་པ་ཞིག་ཡིན། ཐོག་མར་ལུས་ཟུངས་ཀྱི་དྭངས་མ་ཚུལ་བཞིན་རྒྱུ་བ་དང་། རྩ་སེར་སྐྲམས་ཐབས་བྱེད་དགོས་པ་ཞིག་ཡིན་པས་སྨན་སྤོས་ ༡༠ དྭངས་གནས། སེ་འབྲུ་ ༤ སེང་ ༢༢ སེང་ ༢༤ ཀླུ་བདུད་ ༡༨ བསམ་ཕྲུང་། ཟུག་ཆེ་སྐབས་སྤྲི་དྲེས་ ༤ སྤོས་ ༡༤ དངུལ་ཆུ་ ༡༨ སོགས་གཏོང་དགོས། ནད་དྲག་རྗེས་མི་བཙའ་དང་ལྷག་པར་བདུད་རྩི་ལྔ་ལུམས་ཀྱིས་ཕན་ཆེ་བ་ཡོད།

སྔོན་འགོག།

ལུས་མི་འཁྲུགས་པ་དང་ཕོ་བའི་མེ་དྲོད་གསོ་རྒྱུ་མ་ཆད། ཡང་ལ་དྲོ་བའི་ཟས་སྤྱོད་བསྟེན་དགོས།

ཟས་བཅོས།

ཆང་རག་དང་སྐྱུར་མོ། མ་སྨིན་པའི་ཤིང་ཏོག མ་ཚོས་པའི་རིགས་མ་ཡིན་པའི་ཟས་སྐོམ་བསྟེན་ན་འགྲིགས།

སྤྱོད་ལམ།

ཆུར་ཞུགས་པ་དང་། ལུས་རྩ་གྲང་མོས་འབྲེ་བ། ལུས་འཁྲུགས་པ་སོགས་བྱེད་མི་རུང་།

༤༧ཿ དྲེག་ནད་ཀྱི་བཅོས་ཐབས།

ཟས་སྤྱོད་མི་ལེགས་པས་ཁྲག་འཁྲུགས་ཆུ་སེར་རྒྱས་པ་དང་རྡུས་པར་ཞུགས་ནས་ནད་འདི་ཡོང་།

ནད་རྟགས།

དང་པོ་རྐང་པའི་མཐེ་བོང་དང་ལག་པའི་གྲུ་ཆིགས་སྐྲངས་པའམ་ན་ཟུག་གཏོང་བ། སྐྲངས་པ་འདྲ་བ་ལ་སྨོ་ཐིག་ཆགས་པ། འགྲོ་མི་བདེ་བ། མཚན་མོ་ཐུ་རུ་འགྲོ་བ། ཤ་དམར་པོའི་རིགས་ཀྱིས་གནོད་པ་འགུལ་བསྐྱོད་དཀའ་བ་སོགས་ཡོང་།

སྨན་བཅོས།

ཐོག་མར་དྲེག་ཐང་ངམ་ཡང་ན་སླེ་ཏྲེས་ཆིག་ཐང་། འབྲས་བུ་གསུམ་ཐང་སོགས་གཏོང་། དེ་རྗེས་ཀླུ་བདུད་ ༡༨ ཁྱུང་ལྔ། དངུལ་ཆུ་ ༡༨ སྤོས་ ༡༤ སེང་ ༢༢ མགྲིན་མཆོག་ ༢༤ སོགས་གཏོང་། སྐྲངས་པོ་ལ་བྱ་ཁྱུང་སྔོན་པོའི་བྱུགས་པ་རྒྱབ། མ་ཐོབ་ན་བྲག་ཞུན་ཁཎྜ་བྱུགས། གཉན་ཁ་ཆགས་རྗེས་དྲེག་རྩ་གཏར་ཡང་ཕན་པོ་ཡོང་། རྗེས་སུ་ཆུ་ཚན་དང་འཇིབ་སོགས་རྒྱབ་ན་འགྲིགས།

ཟས་བཅོས།

ཇ་གར་པོ་དང་ཆང་སྐྱུར་པོ། ཞིང་རྡོག་མ་སྨིན་པ་སོགས་སྤང་དགོས། དེ་མིན་ཟས་རིགས་འོས་པ་རྣམས་བསྟེན་ན་འགྲིགས།

སྤྱོད་ལམ།

ལུས་ཁམས་འབྲུགས་པ་དང་། ཉིན་མོར་གཉིད་ཉལ་བ་སོགས་སྤང་དགོས།

༤༤ཿ ཙ་དཀར་གྱི་ནད་བཅོས་ཐབས།

རླུང་འབྲུགས་པ་དང་། ཚད་རྗེ་ཙ་དཀར་ལ་བབས་པ། ཙ་རིགས་རྨས་སྐྱོན་ཤོར་བ་སོགས་ཀྱིས་ནད་འདི་ཡོང་།

ནད་རྟགས།

རྟབ་འགྲམས་དང་རླུང་འབྲུགས་ཚད་སྙིང་སོགས་ཙ་ལ་བབས་ཏེ་མགོ་དང་བྲང་ཁོག་དཔུང་སོགས་ལྷུ་ཚིགས་གཟེར་བ། ཡན་ལག་གི་བུ་བ་ཉམས་པ་དང་སྦྲིད་པ། མགོ་ཡུ་འཁོར་བ། ཁ་ཡིག་ཡོ་བ། དཔྱི་མིག་ནས་བརླ་སུལ་སྦྲིད་ཁྲུང་སོགས་ལ་གཟེར་བ། འགྲོ་བ་དང་འགུལ་བསྐྱོད་དཀའ་བ། རེངས་པ། འཁྲུམས་པ། ལུས་ཀྱི་དྲོད་ཆེ་བ་ཡང་ན་གྲང་མོ་ཆགས་པ། གཞོགས་ཕྱེད་ན་བའམ་སྐམས་པ། ནད་

པའི་སྣང་བར་འཛིགས་སྣང་ཡོད་པ། ཤ་སྒྲིམ་ཁག་ལ་ངེས་བརྟན་མེད་པའི་ན་ཟུག་ཡོད་པ། རྒྱབ་ཀྱི་ལྟག་ཁྱུང་དང་དཔུང་ཚིགས་སོགས་རྩ་དཀར་གྱི་གསང་རྣམས་ལ་གནན་ན་ན་བ་སོགས་ཡོད། ནད་འདི་རིགས་དང་པོ་ནས་ཟུག་ཡོད་མཁན་རྣམས་བཅོས་སླ་ཞིང་ཟུག་མེད་མཁན་རྣམས་བཅོས་དཀའ་བ་ཡོད།

སྨན་བཅོས།

རྩ་དཀར་གྱི་སྨན་ལ། བསམ་ནོར། དུ་ཞིམ་ ༡༨ སྤུ་ཏིག་ ༢༤ ཨ་གར་ ༢༠ ས་འཛིན་ ༢༤ སོགས་རྒྱུན་དུ་གཏོང་། གཉན་ཤེས་ཡོད་ན། བསམ་ཁྱུང་། ཡང་ན་དུ་ཞིམ་ ༡༨ + ཁྱུང་། བྱུར་མར་ ༢༤ ཚབས་ཆེ་བ་ལ་ཟླ་མེད། བྱང་ཚོས་ ༣༧ ཤུ་རའི་བྲུ་ཁྱུང་དང་རཏ་ན་བསམ་འཕེལ་སོགས་གཏོང་། རླུང་ཤས་ཆེ་ན་ཨ་གར་ ༢༠ སྦྱིལ། རྩ་དཀར་གྲང་གཉན་དང་བསྒོངས་ན་ཁྱུང་ལྔ་ཀྱུ་སྦྱིར་ཙན་ཟབ། གཟེར་ཡོད་སར་རྡོ་འབུར་རྒྱབ་པ་དང་རྩ་བྲུག་བྲུགས། རྩ་དཀར་གྱི་གསང་སྒྲིག་གཙུག་ནས་མཆོད་རེའི་མཚམས། སྒྲོ་གཤོང་གོང་འོག་དཔུང་པའི་ཕྱི་མཆན་ནང་མཆན། གཞུ་མཆོག་ཕྱི་དང་རུས་འབུར་སྟེང་། དཔུང་པ་གྲུ་མོའི་གསང་བཞི། ཚིགས་པ་དང་པོའི་གཡས་གཡོན་སོར་རེའི་མཚམས། དཔུང་པ་གཡས་གཡོན། ཚིག་པ་བཞི་པ་དང་བཅུ་བཞི་པ། དཔྱིའི་འཁོར་མིག་གཉིས། བརླའི་ཕྱི་ཟུར་གཉིས། རྐང་མཐིལ་སྐྱུ་སྐྲིས་ལ་སོགས་པ་རྣམས་འབྲིལ་གང་ཆེ་དང་སྤོད་སྣད་སོགས་སྨན་པས་བཏགས་ཏེ་གསེར་ཏེལ། དངུལ་ཏེལ། ཟངས་ཏེལ་སོགས་འཛུག་

དགོས། ཡང་དང་པོ་གསེར་ཁབ་བཞག་རྗེས་རིམ་པས་རྒྱབ་ཀྱང་ཆོག རྩ་གྲིབ་ཤས་ཆེ་བ་ལ་སྤྱི་གཙུག་དང་ལྷག་པར་འཕྲུལ་དུ་མེ་ཏེལ་བཞག་དགོས་པ་ལས་གཞན་མ་སྤུ་མི་རུང་བར་བཤད།

ཟས་བཅོས།

རྩ་དཀར་གྱི་རིགས་ལ་ཟས་ཕག་ཤ། ཇ་གར་པོ། ས་མཐོ་སའི་ར་ཤ། སྒོག་པ། བཙོང་སོགས་སྤང་བའམ་ཉུང་དུ་གཏོང་དགོས།

སྤྱོད་ལམ།

རླུང་བསེར་བུ་དང་། གཏམ་མི་སྙན་པ། ལུས་ཁམས་འཁྲུགས་པ། ཟས་མི་ཟ་བ་སོགས་བྱེད་རྒྱུ་མེད།

༤་༦ཿ གྲིབ་སྐྱོན་གྱི་བཅོས་ཐབས།

ནད་རྟགས།

གློ་བུར་མགོ་གཟེར་རྒྱབ་པ། མགོ་འཁོར། སྐྱུགས་པ་ཤོར་བ། དྲན་མེད་དུ་བརྒྱལ་བ། བཤང་གཅི་དབང་མེད་ཤོར་བ། ཚབས་ཆེ་བ་རྣམས་ལུས་ཀྱི་གཞོགས་ཕྱེད་དང་ཡང་ན་གདོང་གི་ཁ་དང་མིག་ཡོན་པོ་ཆགས་པ། མིག་གི་རྒྱལ་མོ་འདལ་ནས་འོད་མདངས་ཆེན་པོ་མི་འཚེར་བ། ཁྲག་ཤེད་མཐོ་པོ་ཆགས་ཤིང་ལུས་ཀྱི་དྲོད་ཆུང་དུ་འགྲོ་བ།

འཕར་རྩ་དྲག་ལ་གྲངས་དལ་བ་སོགས་ཡོང་། ཚ་བ་དང་བསྡོངས་ན་འཕར་རྩ་མགྱོགས་པ་སོགས་ཚད་རྟགས་སྟོན་གྱི་ཡོད།

སྨན་བཅོས།

དང་པོ་གྲིབ་ཐོག་ཏུ་སྦྱོས་དཀར་གྱི་ཐང་བཏང་དེ་རྗེས་བསམ་འཕེལ་ནོར་བུ། ད་ལིས ༡༨ སྣ་མེད། ཨ་གར་ ༢༠ རད་ན་བསམ་འཕེལ། སུ་ཧིག་ ༢༤ སོགས་གཏོང་། ཚབས་ཆེ་ཟུག་ཡོད་ན་བྲུང་ལྷ་དང་སྦྱིལ། སྤྱི་གཙུག་ཏུ་སྣ་ལྡན་གསེར་ཁབ་རྒྱབ་དགོས།

ཟས་བཅོས།

ཕག་ཤ། ར་ཤ། སྒོ་ང་། ཇ་གར་པོ། ཆང་གར་པོ། སྒོག་པ་སོགས་སྤང་དགོས། སྤྱོད་ལམ། མེ་དང་ཉི་འོད་གློག་འོད། ཆུ་འོད་སོགས་ལ་བལྟ་རྒྱུ་མེད་པ་དང་། བསམ་བློ་མང་པོ་བཏང་བ། སྐད་ཤུགས་ཆེན་པོ་འདོན་པ། ཆུ་དང་རླུང་སོགས་གྲང་མོ་དང་། མི་མང་པོའི་དཀྱིལ་སོགས་སུ་འགྲོ་རྒྱུ་མེད།

༢༔ རྒྱལ་གཟེར།

རྒྱལ་གཟེར་འདི་གྲིབ་སྐྱོན་ལྟར་གྱི་ནད་ཀྱི་མཚོན་ཚུལ་བྱུང་རྒྱུང་བརྒྱལ་པ་ནས་མངས་དུས་ཁ་ཡོ་སྣ་ཡོ་སོགས་མི་འདྲུང་བའི་ཁྱད་ཡོད།

སྨན་བཅོས།

ཟླ་མེད། གུར་དམར་ ༢༥ ས་ཏྲའི་ཤེལ་བཙོན། ཨར་བརྒྱད་ཁྲུང་བསྣན། ཨ་གར་ ༢༠ བསམ་ནོར། སུ་ཏིག་ ༢༥ མཁྲིས་པ་ཤས་ཆེ་བ་ཡིན་ན་གསེར་ཏིག གར་ ༡༠ རཏྣ་བསམ་འཕེལ་རྣམས་ཀྱིས་ཕན་ནོ། འདི་ལ་ཡང་གསེར་ཁབ་དང་གསེར་ཏིལ་གྱིས་སྣོ་བཞི་བསྲམས་དགོས། ཟས་སྤྱོད་འདྲ་ངོ།

༤༥༔ གྲི་བར་གྲ་མ་སོགས་ཟུག་པའི་བཅོས་ཐབས།

གྲི་བར་གྲ་མ་ཟུག་ན་སྦྲུལ་གྱི་ཆིལ་བུ་བྲུགས་པའམ་ཡང་ན་ནས་ཀྱི་ཕྱུབ་མའི་ཐང་བསྐོལ་ནས་བཏང་བས་ཕན། གྲི་བར་རུས་པ་ཟུག་ན་ཤ་དམར་པོ་དུམ་བུ་གཅིག་ལ་སྐྱུད་པར་བསྒྲོགས་ནས་ཁར་བཙུག་ནས་ལྷང་རྗེས་སྐྱུད་པ་ལག་པས་བཟུང་སྟེ་ཁོང་དུ་མིད་པ་དང་ཁོང་དུ་མིད་རྗེས་སྐྱུད་པ་ཡར་འཐེན་ན་དོན་གྱི་རེད། གྲི་བར་ཉ་རུས་ཟུག་ན་སོ་བའི་ཤ་ཁུ་འབྱུང་བ་དང་། སྲམ་གྱི་སྣ་དང་མཆེ་བ་གཉིས་ཚུར་བསྐོལ་བའི་ཁུ་བ་འཐུང་རྒྱུ། ཡང་ན་གཞའ་བའི་ར་རྐྱིང་དུམ་བུ་གཅིག་ཁར་སྦུར་བ་དང་། སྤབས་བདེ་ཤོས་ལ་ཀ་ར་ཁ་ནང་སྦུར་བ་དང་། ཆུ་གྲང་མོ་བཏུངས་པས་ཕན།

༤༨༔ གཉིད་ཡེར་བའི་བཅོས་ཐབས།

གཉིད་ཡེར་ནས་གཉིད་ཉི་མ་མང་པོ་མ་འཁུག་ན་འོ་མ་དང་། ཤ་ཁུ། ཞོ། བུར་ཆང་སོགས་བཅུད་ཆེ་བའི་རིགས་བསྟེན་དགོས། དེ་རྗེས་ཀླ་ཛི་དང་མར་སྦྲུར་ནས་ལུས་ལ་བྱུགས་ན་གཉིད་ཁུག་ཐུབ། ཡང་ན་སུག་སྨེལ་དང་ཟི་ར་དཀར་པོ་པི་པི་ལིང་ཆ་མཉམ་སྦྱར་བ་ཧྲོབ་ཙམ་བརྡུངས་པ་རས་ཁུག་ནང་བླུགས་ཏེ་འོ་མའི་ནང་དུ་བཙོས་པའི་འོ་མའི་ཁུ་བ་བཏུང་ན་གཉིད་ཁུག་ཐུབ་པ་ཡིན་ནོ།

༤༩༔ སྣ་ཁྲག་ཤོར་བ་བཅོས་ཐབས།

སྤྱི་བུར་དུ་སྣ་ཁྲག་མང་པོ་དོན་ན་སྲོག་ལ་ཉེན་ཁ་ཡོད་པ་དང་། དེ་མིན་རྒྱུངས་ཟད་ནད་གཅོང་དུ་འགྱུར་ཉེན་ཆེ་བས་ལམ་སེང་བཅོས་དགོས།

སྨན་བཅོས།

སྣ་ཁྲག་ཆབས་ཆེ་ཆུང་ཙམ་ལ་འཁན་པའི་ཡོ་མ་སྣ་ཁུང་དུ་བཙུག་ན་ཆད་ཐུབ། ཡང་ན་སྐྱེར་པའི་བར་ཤུན་དང་འཁན་སྐྱུ་གཉིས་བཞུས་པའི་ཁུ་བར་རྡོམ་མཁྲིས་བཏབ་ནས་གཏོང་། རྡོམ་མཁྲིས་མ་ཐོབ་ན་སེམས་ཅན་གྱི་

༼ཁྲི་ཕག་གི་མཁྲིས་པ་མི་བདང་།༽ མཁྲིས་པ་ཁ་ཚར་བདབ་དགོས། སྨིན་དབྲག་ཏུ་འདམ་བག་ས་སྔོན་ཉག་ཉོག་གྲང་མོ་བྱུག་པའམ། མགོ་བོ་ཆུ་གྲང་མོར་སྦྲང་བ། མགྲོན་བུ་བསྲེགས་པའི་ཐལ་བ་སྣ་ནང་དུ་འདེབས་པ་སོགས་བྱེད་དགོས། སྣ་ཁྲག་ཆབས་ཆེ་བ་ལ་ཁྲག་གཅོད་གུར་གུམ་བརྒྱད་པར་སྦྱིན་མའི་མེ་ཏོག་བྱུངས་ཆེ་ཙམ་བསྣན་ནས་སྨན་ཏ་ཆུ་གྲང་གིས་བཏང་ན་ཆོད་ཐུབ། ཐང་ཆེན་ ༢༤ ལ་ཁ་ཆེ་ཤ་ཁ་མ་མང་ཙམ་བསྣན་རྒྱུ་དང་། སླང་ཆེན་བཅུ་གསུམ་ལ་ཁ་ཆེ་ཤ་ཁ་མ་དང་དོམ་མཁྲིས་ཁ་ཚར་བདབ་ན་ཆོད་ཐུབ། རྩ་རམ་པའི་རྩ་བ་ག་རམ་ ༡༠༠ སྤུམ་བུ་ཁྲག་གཅོད་ག་རམ་ ༡༠༠ སྤུམ་བུ་རི་རལ་ག་རམ་ ༨༠ སྦྲ་བ་ག་རམ་ ༢༠ བཙས་བསྐོལ་བའི་ཐང་གཏོང་དགོས། ཡང་རྩ་རམ་པའི་རྩ་བ་སྐྱིགས་མེད་པ་བཟོས་པའི་ཐང་གཏོང་ན་ཡང་ཕན། ཅེས་ཀྱང་མ་ཆོད་ན་[illegible] ཕ་རང་གི་སྣ་ཁྲག་ལྕུགས་སྔང་དུ་ནུས་བསྲེགས་ཀྱི་ཐལ་བ་ཆ་གསུམ་བྱུས། དེ་ལ་ཚ་ལ། ཁ་ཆེ་ཤ་ཁ་མ་མ་བྱུང་ན་ཁྲུར་གུམ། ཤིང་ཚ་གསུམ་བསྡོམས་པའི་ཆ་གཅིག་དོམ་མཁྲིས་ཙུང་ཟད་ཁ་ཚར་བདབ་པའི་ཕྱེ་མ་ཆུ་གྲང་གིས་བཏང་ན་ངེས་པར་ཆོད་པ་ཡིན། དཔྱད་བྱེད་ན་སྨིན་དབྲག་གམ་ཡང་ན་སྣ་སྦྲུག་སྣ་ཁྲག་འོང་ཕྱོགས་ཀྱི་དཔུང་པར་དབུགས་ཀྱིས་ཁྲག་གར་སློབས་བར་མི་རྒྱབ་ན་ཡང་ཆོད་ཐུབ། འོན་ཀྱང་ཕྱི་མ་འདི་ཉེན་ཆེ་ཙམ་ཡོད་པས་གཟབ་དགོས་སོ།

༦༠ཿ མིས་འཚིག་པ་བཅོས་ཐབས།

མིས་འཚིག་པའི་རྨ་ལ་སྨན་མ་ནག་པོ་བརྡུངས་པའི་ཕྱེ་མ་ཆུར་སྦྲངས་པའི་ཁྲ་བ་རྨའི་མཐའ་ལ་ཕྱུགས་ན་ཕན་པོ་ཡོང་། དེ་རྗེས་རྨ་ཁར་རྒྱ་ནག་སྣག་ཚ་བྱུག། ཡང་ན་ཕྱུག་རོན་སྒོ་ངའི་སེར་ཐིག་བསྐམས་ཏེ་ཕྱེ་མ་སྣུམ་ལ་སྦྱར་ནས་ཙུང་ཟད་མེ་ལ་བསྐོལ་བ་རྨ་ལ་བྱུགས་ན་ཕན་ཐུབ། ཡང་ན་རྡོ་ཐལ་རྙིང་པའི་ཆུ་དང་། སྒོ་ངའི་སྤྲི་དཀར་ཏིལ་སྣུམ་བཅས་སོ་སོས་ནས་འོས་མཚམས་རེ་བསྲེས་ཏེ་སྙོམས་པོ་དཀྲུགས་ཐོག་སྐྱོ་མ་ལྟར་བཟོས་ཏེ་རྨས་སར་འབྱར་དགོས། ཆུ་ནང་ཉ་སྦྱིབས་ལྟར་ཁྲུས་ཀྱང་ཕན། ཡང་ན་ཁྲུར་མང་ལོ་མ་དང་ཡང་ན་སྦྲང་ཚེར་ནག་པོའི་རྩ་བ་ལོ་མ་ཆུ་སྐོལ་གྲང་མོས་བཀྲུས་ཐོག་བཙོག་ནས་རྨས་སར་འབྱར་དགོས། ཡང་ན་ཁྲུ་བ་བརྡུང་ནས་ཞིབ་དམ་ལ་བླུགས་ནས་ཆུ་ཚོད་གཉིས་ཙམ་གྱི་རྗེས་ལ་སྨན་ཁྲ་ལྟར་ཆགས་ཏེ་སྐྱོ་མ་ལྟ་བུ་ཡོང་བ་དེ་རྨས་སར་བྱུགས། ཚབས་ཆུང་ལ་ལམ་སེང་ཚྭ་བྱུགས་ན་འགྲིགས།

༦༡ཿ མ་ལི་བུད་པ་བཅོས་ཐབས།

མ་ལི་བུད་ན་སྦུཀ་པའི་ཕྱེ་མ་སྣར་འཐེན་ན་ཧབ་སྦྲིད་རྒྱབ་ནས་རང་བཞིན་གྱིས་བསྐྱིག་ཡོང་བ་དང་། ཡང་ན་མ་ལི་བུད་པའི་ཕྱོགས་དེའི་འགྲམ་རུས་འབུར་འབུར་དེ་མཉམ་པ་དང་མས་འགྲམ་མཐེབ་མོས་སྐྱོར་ནས་བཙུག་དགོས།

མ་ལེ་གཉིས་ཀ་བུད་ན་སྨན་པའི་མཐེ་བོང་གཉིས་ནད་པའི་ཁར་བཙུག་ནས་མ་ལེའི་འགྲམ་སོ་གཡས་གཡོན་གཉིས་ཀྱི་ཐོག་འཇོག་པ་དང་། སོར་མོ་བཞིས་མ་ལེ་སྐྱོར་ཐོག་མཐེ་བོང་ཙུང་ཟད་ཐུར་དུ་འཐེན་རྗེས་སོར་མོས་གྱེན་ལ་བཀན་ན་ཚུད་ཐུབ། མ་ལེ་ལངས་ཤོར་གྱིས་ཡང་ཡང་བུད་ན་བརྒྱུས་རྗེས་འགྲམས་པར་མི་གདབ་ན་འགྲིགས། མ་ལེ་བརྒྱུས་རྗེས་མ་ལེ་ནས་མགོ་བོར་རས་ཀྱིས་དཀྲིས་ཏེ་བཞག་དགོས་པ་དང་། ཉིན་ཤས་རིང་ཁ་ཟས་སྙ་མོའི་རིགས་བསྟེན་དགོས་ཤིང་ཁ་ཆེན་པོ་གདངས་རྒྱུ་མེད།

༦༢ཿ ལྟེ་ཚུང་འབབ་པ་བཅོས་ཐབས།

ལྟེ་ཚུང་འབབས་ན་མཆོག་གསང་དང་། སྤྱི་གཙུག་ལ་སྨུམ་གྱི་ཟྲོད་དུགས་ཡང་ཡང་རྒྱབ་ན་ཆ་ཕན་གྱི་རེད། ཡང་ན་སྤྱི་གཙུག་གི་སྐྲ་ཚོམས་གཅིག་ཐེབ་སྐོར་ལྷ་བུའི་ནང་ནས་གྱེན་དུ་དྲངས་ནས་ཕྱིར་མི་འོངས་པར་བཅིངས་ཏེ་བཞག་ན་ཡང་ཕན། སྤྱི་གཙུག་ལ་གསེར་དེལ་ལམ་ཚུགས་བཞག་ཀྱང་རུང་ངོ་། པི་ལིང་རྒྱམ་ཚ་གང་འབྱོར་གྱི། ཕྱེ་མ་མཇུབ་མོའི་རྩེ་ལ་བསྐུས། ལྟེ་ཚུང་རྩེ་ལ་ལན་འགའ་སྨན། དེ་ཡི་མོད་ལ་ཕན་པར་གྱུར། འདི་ཕན་ཆེ་བར་འདུག

༦༧༔ ཟ་བར་སློག་ཆགས་ཤོར་བ་བཅོས་ཐབས།

ཟ་བར་སློག་ཆགས་ཤོར་ན་རྒྱ་ཚ་དང་ཤིང་ཀུན་སྐྱུམ་བཅས་སྦྱར་བ་མེ་ལ་བསྲོས་ཏེ་འཇམ་པོ་ཟ་བར་བླུགས་ན་ཕན། ཡང་མཁན་པའི་ལོ་མ་བརྡུངས་པའི་ཁུ་བ་བླུགས་ཀྱང་ཕན། གཞན་ཡང་བསེ་སྨྱུར་གྱི་དུད་པ་འདུག་ཀྱང་ཕན་པ་མ་ཟད་ལུག་ཤིག་མིའི་ཟ་བར་ཤོར་བ་ཆང་བླུགས་པས་ཕན། རིའི་ཤིག་ཤོར་ན་གཡེར་མའི་རྩུས་ཕན། ཟ་བར་སྨན་མའམ་རྡོ་སོགས་ཤོར་ན་སྐྱུད་པ་གསོབ་གསོབ་ལ་སྦྱར་རྩི་བཟང་པོ་བསྐུས་ལ་བཏང་ནས་ཕྲན་ཙམ་སོང་ཧྲིས་བཏོན་ན་སྐྱུད་པ་ལ་འབུར་ནས་འདོན་ཐུབ་པ་ཡིན།

༦༨༔ མིག་ཁ་པས་འཁྱིད་པ་བཅོས་ཐབས།

མིག་ཁ་བས་འཁྱིད་ན་རུ་རྟའི་དུ་བ་བདུག་པའམ་གླ་རྩི་དང་གོ་སྣོད་སྦྱར་བ་ལྟག་ཁུང་དུ་བླུགས་ན་ཕན། ཡང་ན་དུ་བས་མིག་འཁྱིད་ན་སྤང་རྒྱན་མེ་ཏོག་ཆུར་བསྐོལ་བའི་ཁུ་བ་དངས་མ་མིག་ལ་བླུགས་ཀྱང་ཁ་བས་མིག་འཁྱིད་པར་ཕན་ནོ།

༦༥ཿ རྡབ་ཆག་ཆུང་རིགས་ཀྱི་ནད་བཅོས་ཐབས།

རྡབ་ཆག་རིགས་སྨུག་ཐིག་དོན་ན་ལམ་སེང་ལ་ཞུག་རྨོན་པ་གཞོག་བརྒྱབ་ནས་སྨུག་ཐིག་ཡོད་སར་སྦྲུར་བ་དང་། ལབ་བརྡར་ལ་བརྡར་ནས་ལབ་ཁྲུས་དུགས་རྒྱབ་ན་ཕན། གཉན་འཇོམས་ཁྲུང་ལྔ་དང་། སྟར་བུང་། བུ་ཁྲུད་བདུད་རྩི་སྨུམ་སྦྱོར་སོགས་གཏོང་དགོས་རེད། ཆག་གྲུམ་ཆེ་བའི་རིགས་ཡིན་ན་ལམ་སེང་སྨན་ཁང་དུ་གཏོང་དགོས།

༦༦ཿ ཁྲག་ཤེད་བཅོས་ཐབས།

ནད་རྟགས།

ཁྲག་ཤེད་ཀྱི་ནད་ལ་ཁྲག་ཤེད་ཆེ་བ་དང་རླུང་ཤེད་ཆེ་བ་རིགས་གཉིས་ཡོད། མགོ་དང་ལྟག་པ། མིག་རྟུས། མཐིང་པ། ལྟོད་དང་བྲང་ཁོག་ལ་ན་ཟུག་གཏོང་བ། མགོ་མཁོར་བ། མིག་ཟ་ཟེར་བྱེད་པ། དམར་འཐོམ་ལངས་པ། ཀང་ལག་སྦྲིད་པ། གཉིད་ཁྲུག་དཀའ་ཞིང་སྙི་ལམ་ཟང་ཟིང་བཏང་བ། སྙིང་གཡུགས་པ། ཁ་སྐམ་པ་ལ་སོགས་ཡོང་། དེ་ལ་སྟོད་ལ་འཚངས་ཆེ་ཞིང་ནད་འཕེལ་འགྲིབ་དང་སྨན་བཅོས་ལམ་སེང་ཕོས་ཡིན་སྣ་ན་རླུང་ཤས་ཆེ་བ་དང་། ཚངས་ཆེ་ཆུང་ལ་མ་ལྟོས་པར་ནད་རྟགས་འཕེལ་འགྲིབ་ཆུང་ལ་སྨན་བཅོས་ཕོས་མི་ཡིན་ན་ཁྲག་ཤེད་ཆེ་བ

སྟེ་ཁྲག་ཤེད་ ༡༥༠།༡༠༠ ཡན་ལ་སླེབས་ན་ཡིན།

སྨན་བཅོས།

རླུང་ཤས་ཆེ་བར་སྨན་ཨ་གར་ ༡༥ ཨ་གར་ ༢༠ ཨ་གར་ ༣༥ ཀོ་བྲི་ ༡༣ གསེར་མདོག་ ༥ སོགས་གཏོང་། ཁྲག་ཤ་ཆེ་བར། ཀོ་ཁྲག་དང་། སྒྲུ་རྩ་ ༢༥ ཟླ་མེད། བྱུར་དམར་ ༧༧༥ སྐབས་རེ་རིལ་པད་སོགས་གཏོང་། གཉིས་ཀར་ཨར་བརྒྱུད། ཙན་དན་ ༡༨ བསམ་ནོར། སོགས་དང་སྦྱིལ་དགོས། སྨན་བཅོས་གཙོ་བོ་སྙིང་བའི་སྲུང་བྱེད་རྒྱུ་དང་སྦྲགས་སྨན་ལྷག་སྦྲད་དགོས། སྤྱི་གཙུག་ལ་སྦྲ་ལྷན་གསེར་ཁབ་འཛོག་པ་དང་། ཚབས་ཆེ་ན་འཇའ་བྱེད་དང་སྦྲུ་གུ་ཅན་གཉིས་གསེར་དེལ་གྱིས་སྲེག ཚངས་ཤས་ཆེ་ན་རྒྱབ་ལ་མེ་བུམ་རྒྱབ་ཆོག།

ཟས་བཅོས།

ཚང་རག་དང་། ཇ་གར་པོ། མར་དང་ཚིལ་ཤུམ་རིགས་སོགས་སྤང་དགོས།

སྤྱོད་ལམ།

ས་མཐོ་སར་འགྲོ་བ་དང་། ལྷོ་ཆག་གཉིད་ཆག འཁྲུགས་ལས། མི་དང་ཉི་མས་ཚོས་ཆེ་བ་སོགས་སྤང་དགོས།

མོ་ནད།

༦༧༔ བཙས་རྗེས་ཁྲག་ཤོར་བ་བཅོས་ཐབས།

ཕྱུ་གུ་སྐྱེས་རྗེས་ཁྲག་མང་པོ་དོན་ན་ཉེན་ཁ་ཆེན་པོ་ཡིན།

སྨན་བཅོས།

སྨན་ཁྲག་གཅོད་གུར་གུམ་བརྒྱད་པ་དང་། ཐང་ཆེན་ ༢༥ ལ་གར་བརྒྱད་པ་གཏོང་དགོས། གཞན་ཡང་ཁྲག་གཅོད་ཀྱི་རིགས་དང་ སྐྱུང་བཅོས་བྱེད་དགོས་པ་ཡིན།

༦༨༔ བུ་སྣོད་ལུགས་པ་བཅོས་ཐབས།

ཕྱུ་གུ་སྐྱེས་རྗེས་ངལ་གསོ་ཡག་པོ་མ་བྱུང་བ། གློ་ལང་ཆེ་བ། བཤང་པ་བཙིར་ཆེ་བ་སོགས་ཀྱི་བུ་སྣོད་ལུགས་ཀྱི་ཡོད།

སྨན་བཅོས།

ནད་པ་གན་རྐྱལ་དུ་བསྙལ་ཞོག་འོ་མ་དང་ཆུ་བསྐོལ་བསྲེས་པའི་ཆུ་གཙང་མ་རྡོ་འཇམ་གྱིས་བུ་སྣོད་ལུགས་པ་དེ་དང་མཚན་མ་ཡག་པོ་བཀྲུ་དགོས། སྨན་པའི་ལག་པ་གཙང་མས་བུ་སྣོད་མཚན་མའི་ནང་དུ་བཙུག་རྗེས་ནད་པར་

གཡེར་མའི་ཕྱེ་མ་བཏང་ནས་ཤིག་ཏུ་བཙུག་པས་ཚུད་ཡོང་། ཚུད་ཟིན་ན་ཐུས་མགོ་དམའ་བའི་ཉལ་གནད་ལ་ཉལ་དགོས། སྨན་ལ་གཟུར་ ༡༢ ཕྲུང་ལྔ། གཡུ་ཕྲུང་། ཉི་ཕྲུང་། ཨར་བརྒྱུད་སོགས་བསྟེན་དགོས།

ཟས་བཅོས།

ཁ་ལག་གསར་བཅུད་ཀྱི་རིགས་བསྟེན་དགོས་པ་དང་། ངལ་དུབ། སྒོ་རྒྱབ་པ། བཤང་བ་སོགས་ཤུགས་ཆེར་བཙིར་མི་རུང་བ་དང་། གནས་སྐབས་ཉལ་བོ་སྲུང་དགོས་སོ།

༦༨ཿ འདྲིལ་རོའི་ནད་བཅོས་ཐབས།

འདྲིལ་རོའི་ནད་ནི་ཕྲུ་གུ་བཙས་རྗེས་མངལ་དུ་ནད་ལྷག་འདྲིལ་ནས་རྣག་རྒྱབ་པའི་ནད་ཅིག་ཡིན། མང་ཆེ་བ་ལུས་འཁྲུགས་པ་དང་། སྐྱེས་དུས་ལྟེ་བ་བཅད་མཚམས་གཙང་མ་མ་བྱུང་བ་སོགས་ཀྱིས་ནད་སློང་བ་རེད།

ནད་རྟགས།

རྒྱུ་ཞབས་ལ་ན་ཟུག་ལྷང་རྡུབ་ཅན་ལངས་པ་དང་། ལག་པས་སྣར་ཉུལ་བྱེད་སྐབས་རྡོག་རྡོག་ཡོད་པ་སོགས་ཡོད།

སྨན་བཅོས།

གཡེར་མའི་ཕྱེ་མ་ཆང་དང་སྦྱར་ནས་གཏོང་རྒྱུ་དང་། ཡང་ན་སྦྲང་རྩི་དང་ཆང་སྦྱར་པའམ་བུ་རམ་དང་ཆང་སྦྱར་ནས་གཏོང་བ། རྒྱུ་ཞབས་ལ་སྦྲང་རླུམ་དང་ལན་ཚ་བསྲོས་པའི་དུག་རྒྱབ་པ་སོགས་བྱེད། སྨན་ལ་ཞི་བྱེད་དྲུག་པ་དང་། ཞི་བྱེད་ ༧༧ ཞི་ཁྲུང་སོགས་གཏོང་རྒྱུ་དང་། ལུས་རྡོ་བཅོས་ཡག་པོ་བྱེད་དགོས། ཟུག་གཟེར་ཏ་ཅང་ཆེ་ན་འབྲེལ་ཡོད་སྨན་ཁང་ལ་བསྐྱེལ་དགོས།

༥༠༔ ཤ་མ་འདོན་ཐབས།

ཕྲུ་གུ་སྐྱེས་ཟིན་པའི་རྗེས་སྐར་མ་ཁ་ཤས་ནས་ཡང་བསྐྱར་ཕྲུ་གུ་སྐྱེ་བ་ལྟར་ཟུག་ལངས་ཡོད། དེ་ནི་ཤ་མ་སྐྱེ་བའི་ཚུལ་ཡིན། དེ་དུས་སྨན་པའམ་སྐྱེ་བསུ་ལ་མཁས་པའི་བྱེད་ཀྱིས་ཨ་མའི་རྒྱུ་ཞབས་ནས་རིམ་པས་མར་ལག་པས་ག་ལེར་འདྲེད་དགོས་པ་དང་མཉམ་དུ་ཕྲུ་གུའི་ཨ་མས་དབུགས་བསྡམས་ཏེ་བཙིར་དགོས། དེ་འདྲ་བྱས་ནས་ཆུ་ཚོད་ཕྱེད་ཀ་ཙམ་སོང་རུང་མ་སྐྱེ་ན་སྨན་ཞི་བྱེད་ ༧༧ དང་། ཞི་བྱེད་དྲུག་པ་བཏང་ནས་ལུས་རྡོ་བཅོས་བྱེད་དགོས། དེ་དུས་ནད་པ་ག་ལེར་ཡར་ལངས་ནས་ཕར་ཚུར་འགོམས་པ་ཁ་ཤས་འགྲོ་རུ་འཇུག་ན་རིམ་པས་ཤ་མ་ཕྱིར་ཐོན་ཡོང་། དེ་དུས་ནད་པ་ཉལ་སར་ཉལ་ཐོག་ཤ་མ་ཁག་གཅིག་སྐམ་པ་ལྟ་བུས་བཟུང་སྟེ་ག་ལེར་གཙུས་འདྲིལ་རྒྱབ་ནས་འཐེན་ན་ཚང་མ་ཐོན་ཡོང་བ་ཡིན། ཡིན་ནའང་འཐེན་དུས་ཤུགས་རྒྱབ་མི་རུང་བ་སོགས་ཤེས་དགོས།

༥༧༔ མོ་ནད་དུག་ཐབས་ཀྱི་ནད་བཅོས་ཐབས། ༼བང་ཚད༽

བང་ཚད་ཀྱང་ཟེར་ལ་གཙོ་བོ་བྱིས་པ་བཙས་རྗེས་མངལ་དུ་བཙོག་པ་ཤོར་བ་དང་། ཤ་མར་སྙིང་པ། ལུས་ཁམས་འབྲུགས་པ་སོགས་ཀྱི་སྐྱོང་བ་ཡིན།

ནད་རྟགས།

ལུས་ལ་ཚ་བ་འཕར་བ་དང་། གློ་རྒྱབ་པ། རྐེབས་ལོག་རོ་སྟོད་ན་བ། ལུད་པ་དམར་སེར་དོན་པ། རྒྱུ་ཞབས་ནད་ན་བ། དྲི་ངན་ཅན་གྱི་མངལ་ཁྲག་འཛགས་པ་སོགས་ཡིན།

སྨན་བཅོས།

སྨན་བུ་བཙས་ཅན་དན་བཅོ་བརྒྱད་ ༼ཕྱི་རྒྱུད་༽ འབྲུལ་ཐང་། ཨ་གར་ ༡༤ སྤང་ཁྲག་ ༡༢ སུ་རྡོ་ཞི་དྲུག ཉིན་དགུང་གཙོ་བརྒྱད། དགོང་དྲོ་ཨ་གར་རིགས་བསྟེན་ནས་བཅོས་དགོས།

ཟས་བཅོས།

ཟས་སྐོམ་བསིལ་ལ་བཙུད་པའི་རིགས་བསྟེན་པ་དང་། ཚ་རྣོ་སྐྱུམ་སྐྱུར་རིགས་སོགས་སྤང་དགོས།

༥༢ཿ ཁྲག་ཚབས་ཀྱི་ནད་བཅོས་ཐབས།

ཁྲག་ཚབས་ཀྱི་ནད་ནི་བྱེད་གཞོན་མ་སྐྱེས་པ་མ་ཐྲད་པ་དང་། དལ་བར་བསྡད་པ་དང་ཉི་མ་དང་། མི་སོགས་རྫོད་བསྙེན་དྲགས་པ། ཕྲུ་གུ་མི་སྐྱེ་བ་སོགས་ལ་ནད་འདི་ཡོང་གི་ཡོད།

ནད་རྟགས།

ཟླ་མཚན་འགགས་པ། ཡང་ན་ཉུང་དུ་ལས་མི་བབ་པ། དྲི་མ་ངན་པའི་གྲང་བ་འཛག་པ། རྒྱ་ཞབས་དང་རྐེད་པ་རོ་སྟོད་མཆིན་དྲི་སོགས་ན་བ་དང་། དམར་འཁྲོམས་ལངས་པ་དང་རྡུས་ཟུག་རྒྱབ་པ། མགོ་ན་ཞིང་སྐབས་འགར་སྣ་ཁྲག་རྒྱབ་པ། སྙིང་གཡུགས་ཤུགས་ཆེ་བ། སེམས་མི་སྐྱིད་པ། ལག་པའི་འཐར་རྩ་འབུར་ལ་འཁྲིལ་བ། དྲི་ཆུའི་མདོག་དམར་སེར་དྲི་མ་ངན་པ་སོགས་ཡོང་བ་ཡིན།

སྨན་བཅོས།

མོ་ནད་ཀྱི་འོལ་སེ་ ༢༥ སྨུག་ཆེ་ ༢༥ གྱུ་རུ་བཅུ་བཞི། སྟར་བུ་ ༡༨ ཞི་བྱེད་ ༡༡ སྐྱུ་རུ་ ༢༥ སོགས་ཁྲག་སྨན་རིགས་གཏོང་། དེ་ཡང་ཟླ་མཚན་དུས་ཚོད་མི་སྙོམས་པའི་སྐབས་འོལ་སེ་ ༢༥ སྨུག་ཆེ་ ༢༥ གྱུ་རུ་ ༡༨ སོགས་གཏོང་དགོས། སྟོད་ན་བ་དང་དམར་འཁྲོམ་ལངས་པའི་སྐབས་སུ་སྐྱུ་རུ་ ༢༥ དང་ནོར་བདུན་དམར་གསུམ་ཐང་སོགས་ཁྲག་སྨན་དང་སྤེལ་ཏེ་གཏོང་དགོས་སོ།

༧༣༔ མོ་ནད་རླུང་ཚབས་ཀྱི་ནད་བཅོས་ཐབས།

ཁྲག་ཚབས་ཀྱི་ནད་རྙིང་པ་ཆགས་པ་དང་། སེམས་ངལ་ཆེ་བ། ལོ་ན་རྒས་པ། ཕྱུ་གུ་མང་པོ་སྐྱེས་པ་སོགས་ལ་ཡོང་།

ནད་རྟགས།

རྒྱུ་ཞབས་བསྡམས་ཤིང་ན་བ། ཟླ་མཚན་འབྱམས་པ། གྲང་བ་དཀར་པོ་འཛག་པ། སེམས་མི་སྐྱིད་པ། ཧམ་སྣྲག་ལང་བ། མགོ་བོ་འཁོར་བ། དྲན་མེད་བརྒྱལ་བ། བརྗེད་ངས་ཆེ་བ། གཉིད་མི་ཁྲུག་པ། རུས་ཀང་ན་བ། གདོང་སྐྱ་བོ་ཆགས་པ་དང་མགོ་བོར་གྲང་བསིལ་རྒྱབ་པ། ལུས་ཀྱི་ཚ་གྲང་མི་སྙོམས་པ། རྩ་སྟོང་ལ་ཞན་པ། ཧོན་སྟོད་སོགས་ཀྱི་ནད་ཇི་ལྟར་ཡོད་ཀྱང་དེ་དང་འབྲེལ་བའི་ནད་རྟགས་སྟོན་གྱི་ཡོད་པ་རེད། ནད་འདི་ཐལ་ཆེར་ཟླ་མཚན་ཆད་མཚམས་ཡས་མས་སུ་ཡོང་གི་ཡོད་ཅིང་ hormones གྱི་བྱ་བ་ཉམས་འགོ་རྩུགས་ཀྱི་ཡོད་པས་དེའི་ཐོག་ནན་ཏན་གྱི་བརྟག་དཔྱད་བྱེད་དགོས་ཀྱི་རེད།

སྨན་བཅོས།

སྨན་འཇོལ་སེ་ ༢༤ ཨ་རྒྱ་ (ཨར་བརྒྱད་ + རྒྱ་རུ་ ༡༥) སྲོག་འཛིན་ ༡༡ ཨར་ ༨ བརྒྱད་ལྡེ། ཨར་བརྒྱད། སེ་འབྲུ་ ༤ ཨ་གར་ ༡༧ ཨ་གར་ ༢༠ སེམས་བདེ། གུར་

བརྒྱད་སོགས་ཡིན། སྙིང་ཁམས་མི་བདེ་བའི་སྐབས་སུ་ཨར་བརྒྱད་དང་ཤེས་པ་འཚོལ་ཞིང་རླུང་ཤས་ཆེ་ན་སྤོག་འཛིན་ ༡༡ ཕོ་བ་མི་བདེ་ན་བརྒྱད་ལྔ། ཟླ་མཚན་མི་ཆོད་ན་ཐང་ཆེན་ ༢༤ དང་གུར་བརྒྱད་སོགས་རིག་པས་བརྟགས་ཏེ་བཅོས་དགོས། གཞན་ཡང་མི་བཙའ་དང་རླུང་བདུག་སོགས་ཀྱང་བསྟེན་ན་འགྲིགས།

ཟས་བཅོས།

ཟས་སྐོམ་བཅུད་ཆེན་ཤ་ཆང་བྱུར་རྙིང་སོགས་བསྟེན་ནས་བཅོས་དགོས་སོ།

༥༨༔ ནུ་ཚབས་ཀྱི་ནད་བཅོས་ཐབས།

ནུ་ཚབས་ཀྱི་ནད་ནི་ནུ་མར་བཙོག་པ་ཤོར་བ་དང་། སྐྱེས་རྗེས་ཕྲུ་གུ་ལ་འོ་མ་མ་བསྟེར་བས་འོ་མ་བརྒྱངས་པ། ཆང་རག་ལྕུག་ཤ་སོགས་དྲོད་ཅན་གྱི་ཁ་ལག་རྒྱུན་རིང་ཟ་བ། འོ་མ་འཁྱུར་ཆེས་པ་དང་བརྡབས་ཆགས་སོགས་ཀྱིས་ནུ་ཚབས་འདི་བོད་སྨན་ནང་ཉེན་ཙུང་ཆུང་ནའང་རྩ་ནད་རྩ་སྦྲན་འབྲེལ་ཏེ་ཀན་སེར་གྱི་ནད་ཚབས་ཤིན་ཏུ་ཆེན་པོ་ཡོང་བའི་རྒྱུར་གྱུར་པས་ཟབ་དགོས།

ནད་རྟགས།

ཐོག་མར་ནུ་མའི་ཆ་ཤས་ཤིག་མཁྲེགས་པོ་ཆགས་ནས་ན་ཟུག་གཏོང་བ་དང་། དེ་རྗེས་རིམ་གྱིས་ཆེ་རུ་འགྲོ་བ། མདོག་དམར་སྨུག་སྐྲངས་པ། བཟོད་མི་ཐུབ་པའི་ཟུག་རྒྱབ་པ། གྲང་ཤུམ་རྒྱབ་པ། ཚ་འཁྲུག་དང་མཆན་ཁྲུངས་སྐྲིན་བུ་སྐྲངས་པ། སྙིང་ན་ནག་རྒྱག་པ་བཅས་ཡོང་།

སྨན་བཅོས།

སྨན་གཙོ་བོ་གུར་ཁྲུང་། སྤང་རྩི་ ༡༢ ཨར་བརྒྱད་ཁྲུང་བསྣན། ཉོར་ ༥ འཁྲུལ་ཐང་སོགས་གཏོང་།

ཕྱི་བཅོས།

གཉིས་ཀར་ཕན་པའི་འབུར་འདི། རའི་རིལ་མ་ཁྱོར་བ་ཁྱིད་བསྐུངས་ཏེ་སྦྲིན་གྱི་འདག་པ་བྱས་ལ་ནུ་མའི་སྟེང་དུ་ཐུག་པོར་བྱུག་གོ། ཞག་གཉིས་ལ་དེ་བཞིན་བྱས་ལ་མ་ཟགས་པར་བཅིང་ངོ་། ཞག་གསུམ་ལོན་པ་དང་རྣག་ཡོད་ན་རྟོལ་ནས་འོང་།

ཟས་སྤྱོད།

སྡུག་རྩུས་བྱས་ནས་འོ་མ་བསྐྱེར་དགོས་པ་དང་། ཡང་ན་བཙོ་དགོས། ལུས་འཁྲུགས་པ་དང་། ཟས་སྐོམ་ཚ་སྐྱུར་གྱི་རིགས་འཛེམ་ཆ་བྱེད་དགོས།

༧༥༔ བྲིས་པའི་ནད་བཅོས་ཐབས།

༡༽ བྲིས་པའི་ཆམ་རིམས།

ནད་རྟགས།

བྲིས་པར་ཆམ་པ་ཕོག་རྟགས་ལུས་ལ་ཚ་དྲོད་ཆེ་བ་དང་། གློ་དང་ཧབ་ཏྲི་རྒྱབ་པ། ཁ་སྐོམ་པ། མགོ་དང་ལུས་ཡོངས་ན་བ། གྲང་ཤུར་རྒྱབ་པ། བཤལ་སྐྱུགས་བྱེད་པ། ལག་པའི་འཕར་རྩ་མགྱོགས་པ་སོགས་ཡོང་གི་ཡོད་པ་རེད།

སྨན་བཅོས།

ཐོག་མར་འབྲུལ་ཐང་། ནོར་ ༧ འབྲས་བུ་གསུམ་ཐང་། མ་ནུ་བཞི་ཐང་སོགས་གང་འབྱོར་བསྟེར། གཙོ་བོ་བརྒྱད་པ། སྔོན་པོ་སུམ་སྦྱོར། གློ་ཚད་ཀུན་སེལ་གཏོང་ན་འགྲིགས།

༧༦༔ བྲིས་པའི་གློ་ཚད།

གློ་བར་ཚ་བ་ཞུགས་ཏེ་གློ་ལངས་པའི་ནད་ཡིན། ལུས་ལ་ཚ་བ་འཕར་བ། ཇུལ་ནག་དོན་པ། གློ་མང་བཤུད་ནས་རྒྱག་པ།

དབུགས་ཧལ་བ། ལུད་པ་གོག་དཀའ་ཞིང་། ལུད་པའི་ནང་ཁྲག་དོན་པ། གློ་རྒྱག་དུས་བྲང་དང་མ་ལ་འབྲད་པ། རྩ་དང་མཆོག་མ་འཕར་མགྱོགས་པ་སོགས་ཡོད།

སྨན་བཅོས།

སྨན་ལ་ཙན་དན་བརྒྱད་པ། གློ་ཚད་ཀུན་སེལ། སྔོན་པོ་སུམ་སྦྱོར། གཙོ་བོ་བརྒྱད་པ་སོགས་གཏོང་།

ཟས་སྤྱོད།

མི་དང་ཉི་མར་ཡུན་རིང་བསྡོ་རྒྱུ་མེད་པ་དང་། ཚ་སྐྱུར་སྦུམ་རྩི་ཆེ་བའི་རིགས་སྤང་དགོས།

༧༧༔ ཁྲིས་པའི་བརྒྱ་གློ་བཅོས་ཐབས།

ནད་རྟགས།

གློ་མང་པོ་བསྟུད་ནས་རྒྱག་པ་དང་། གློ་རྒྱག་དུས་རྒྱལ་འགྲོ་བ། གདོང་དང་མཆུ་ཏོ་དམར་སྨུག་ཆགས་པ། རྟུལ་ནག་དོན་པ། ཚ་བ་ཡང་ཡང་འཕར་བ། གློ་རྒྱབ་དུས་སྐྱུགས་པ། སྣ་ཁྲག་དོན་པ། མཚན་མོ་གློ་མང་པོ་རྒྱབ་པ་བཅས་ཀྱི་ནད་རྟགས་ཡོང་གི་ཡོད།

སྨན་བཅོས།

སྨན་སྦྱོར་ཚད་ཀུན་སེལ། ཟིན་ཏིག་ཙྭ་གང་ ༦ སྤང་རྒྱན་ ༧༥ ཙན་དན་བརྒྱད་པ། གཙོ་བརྒྱད་སྙིང་ཤིང་མངར་དང་སྐར་བུ་ཁ ཚར་བསྟན་ཏེ་གཏོང་ན་འགྲིགས།

༨༦ཿ མཆིན་པ་བབས་པ་བཅོས་ཐབས།

ནད་རྟགས།

མཆིན་པ་རྒྱས་ཏེ་ནར་པའམ་འཕྱང་ནས་གཟུགས་པོར་ཚ་བ་རྒྱག་པ། མཆུ་ཏོ་དང་སོ་སྙིལ་སྨུག་པོ་ཆགས་པ། དབུགས་ཧལ་པ། སྐད་ཤུགས་ཉམས་ཤིང་འཁྲུན་སྣྲ་འདོན་པ། སྟ་གཤོག་བརྡེབས་པ། མིག་གཡེན་ལ་བལྟ་བ། མིག་དཀྲག་ཏུ་མནན་ན་མཐེབ་རྗེས་ཡིན་པ། གདོང་དང་རྐང་ལག་གི་མཐིལ་བཞི་སེར་པོ་ཆགས་པ། རྐང་པ་མི་རྐྱོང་པ། དགོང་མོ་ཚ་བ་ཆེ་རུ་འགྲོ་བ། བཤང་གཅིན་བཀག་པ། རྣ་བའི་རྒྱབ་ཀྱི་རྩ་ནག་ལ་སྦོམ་པོ་ཆགས་པ་སོགས་ཡོང་གི་ཡོད།

སྨན་བཅོས།

སྨན་གྱི་ཕྱི་ ༣ གི་ཏིག སྔོན་སྲུམ་སྦྱོར། ཚ་བ་ཆེ་ན་ འབྲུལ་ཐག འབྲུལ་ཐང་། ཐག་ ༤ མཆིན་པ་ན་ཆེ་ན་གི་ཕྲུང་། (གི་སྐམ་ ༤ + ཕྲུང་ལྷ་) གཏོང་། ཡང་ན་གཡུ་སྙིང་ ༢༥

གཏོང་ན་ཡང་ཚ་བ་ཆགས་ཤིང་མཆིན་ཚད་འཛུགས་ཡོང་།

ཕྱི་ནས་བབས་བཅོས་བྱེད་ཚུལ།

ཕྲུ་གུ་མཆིན་པ་བབས་པ་གདན་འཁེལ་ཟིན་ན་བབས་བཅོས་བྱེད་དགོས། དེ་ཡང་ལིའི་མེ་ལོང་གཙང་མ་ཕྱིས་ཤོག་བྱིས་པ་དེ་སྟན་བདེ་བ་ཞིག་ཏུ་གན་ཉལ་དུ་བཞག་དགོས། དེ་རྗེས་སྨན་པས་ལག་ཏུ་རྒྱ་གྲང་ཙམ་ལེན་ཏེ་མཆིན་པའི་ཐང་དུ་རྒྱ་གྲང་རྗོབ་སྟེ་གཏོར་དུས་བྱིས་པ་དངངས་ན་རང་བཞིན་གྱིས་མཆིན་པ་རང་གནས་སུ་ཚུད་པ་ཡང་ཡོང་། ཡང་ན་མེ་ལོང་གིས་བབས་བཅོས་བྱེད་དགོས། དེ་རྗེས་སྤྲིན་བལ་ལམ་བལ་ཚོ་ཅན་ལག་པ་ཙམ་ཞིག་མཆིན་ངོས་འོག་ཏུ་མནན་པའི་སྟེང་དར་དཀར་གྱི་རས་ལྷ་བུས་རྐེད་པ་འཁོར་ཏེ་སྣེ་རགས་ལྷར་ཏ་ཅང་དམ་པོ་མིན་པ་ཙམ་བསྡམས་དགོས། དེ་ནས་བཟུང་བྱིས་པ་དེ་ཡར་མར་ཤུགས་ཆེ་སྐྱོང་རྒྱུ་དང་། འཛོག་རྒྱུ་སོགས་དྲག་བསྐྱོད་མ་བྱུང་བར་བྱ་མི་རུང་། བབས་བཅོས་ལེགས་པོ་བྱུང་ན་རྒྱ་ཆོད་ཁ་ཤས་ཀྱི་གཉིད་ནས་ཕྲུ་གུ་ཡར་བསྐྱེད་ཡོང་གི་ཡོད།

ཟས་བཅོས།

ཟས་སྐྱུམ་རྩི་ཆེ་བ་དང་ཚ་གར་པོ་སོགས་བསྟེར་མི་རུང་བ་ཡིན།

༧༩༔ བྱིས་པའི་འབྲུ་ནད་བཅོས་ཐབས།

ནད་རྟགས།

ཁ་ཟས་བཅག་པ་དང་། མ་འཕྲོད་པ། མང་ཟ་མང་འཐུང་སོགས་ལ་བརྟེན་ནས་ཡོང་། སྐབས་རེ་ཚ་བ་འཕར་བ་དང་། འབྲུ་བའི་མདོག་དམར་སེར། ཡང་ན་དུད་ཁྲ་ལྗང་ཁྲ་སོགས་འདྲ་མིན་བཤལ་ཡོང་། སྐབས་རེ་འབྲུ་བའི་མདོག་ཁ་འོ་མ་ལྟ་བུའམ་ཟས་མདོག་ལྟ་བུ་ཡང་བཤལ་བ་ཡོད།

སྨན་བཅོས།

ཚ་བ་ཡོད་ན་འབྲུལ་ཐང་གི་རྟ་བུས་དེ་བྲག ༩ གཏོང་། ཟས་མདོག་དང་འོ་མ་ལྟར་བཤལ་ན་དྭངས་མ་གནས་འཛིན། དམར་སེར་འབྲུ་བ་གསེར་མདོག ༤ པ་སོགས་སྦྱར་ན་འགྲིགས།

༨༠༔ བྱིས་པའི་ཕོ་ནད་བཅོས་ཐབས།

ནད་རྟགས།

ཟས་མདོག་མ་ཞིག་པ་སྐྱུགས་པའམ་བཤལ་བ། ཕོ་བ་སྦོས་པ། ཁ་ཟས་མི་ཟ་བ་སོགས་ཡོང་།

སྨན་བཅོས།

སྨན་ཞི་སེར་དང་། དངས་གནས། རུ་ཏ་ ༦ སོགས་གཏོང་ན་འགྲིགས།

ཟས་བཅོས།

ཟས་འཇུག་དཀའ་བ་དང་། ཆུ་གྲང་མོ། བཙིན་པ། ལུས་འཁྲུགས་པ་སོགས་བྱ་མི་རུང་།

༨༧༔ བྲིས་པའི་ལྷེ་ནད་བཅོས་ཐབས།

ནད་རྟགས།

བྲིས་པ་དུས་དྲགས་པ་དང་། ལྷེ་བར་བཙོག་པ་ཤོར་བ། བསྟད་སྐྲོན་ཤོར་བ་སོགས་ལ་བརྟེན་ནས་ལྷེ་བ་སྐྲངས་པ་དང་། ཟུག་གཏོང་བ། དུ་བ། ལྷེ་བ་འབུར་འབུར་དོན་ནས་གཉན་ཁ་རྒྱས་པ་དང་རྣག་བསགས་པ་སོགས་ཡོད།

སྨན་བཅོས།

སྨན་བྲུང་ལྷ་དང་། ཚ་བ་འཕར་ན་གསོ་བརྒྱད་གཏོང་། མ་ཁར་ཡུ་གུ་ཤིང་གི་ཁཎྜ་ཡང་ན་སྟག་ཤའི་ཁཎྜ། ཁྱི་རུག་ཁཎྜ་སོགས

བྱུགས་ནས་གཉན་ཁ་མི་རྒྱས་པ་བྱེད་དགོས།

ཕྱི་བཅོས།

ལྟེ་བ་འབུར་དུ་དོན་ན་དེ་སྙེང་རས་གཙང་མའམ་སྤྲིམ་བལ་ཡང་ན་པད་ཤག ༡༠ པ་སོགས་བཞག་པའི་ལྟེང་རས་ཀྱིས་རྐེད་པ་འཁོར་དེ་བསྡམས་ནས་འཛོག་དགོས་པ་གལ་ཆེ།

༨༢༔ བྱིས་པའི་ཚ་སྦྲིད་ཀྱི་ནད་བཅོས་ཐབས།

ནད་རྟགས།

ཆམ་རིམ་ཐོག་རྗེས་གླད་པ་དང་རྒྱུངས་པ་ལ་སྐྱོན་བྱུང་བ་ཞིག་ཡིན། ཚ་བ་ན་བའི་རྗེས་ཁ་མིག་ཡོ་བ། དྲན་ཤེས་ཉམས་པ། ཡན་ལག་ཞ་བ། གླུགས་པ་ཆགས་པ་〔ཁ་ཤུས་ཡོང་སྲིད་〕 ཁ་ཆུ་འཛག་པ་དང་། འདར་བ། རྐང་ལག་སྡོད་ཚུགས་མེད་པ། གཟུགས་པོ་ཕྱེད་དམ་ཡང་ན་སྨད་ཀྱི་འཚོར་བ་ཉམས་པ། རྩ་རྒྱུས་སོགས་རིམ་བཞིན་ཉམས་ནས་ཤ་སྐམ་དུ་འགྲོ་བ་སོགས་རེད།

སྨན་བཅོས།

སྨན་ཤིང་མངར་བཞི་ཐང་། མགོ་ཐང་ ༣ མན་ངག་གུར་ ༡༣ བསམ་འཕེལ་ནོར་བུ། ད་ཡིས་བཅོ་བརྒྱད། སུ་དིག ༢༤

ཨ་གར་ ༢༠ གཉན་ཁ་ཡོད་ན་བསམ་ཁྲུང་། ས་དྲའི་ཤིམ་བཙོན།
བྲུར་དམར་ ༢༤ སླ་མེད། རྣ་བསམ་འཕེལ་སོགས་གཏོང་།

ཕྱི་བཅོས།

རྩ་དཀར་གྱི་བྲུགས་པ་བྱེད་པ་དང་། ལུམས་རྒྱབ་པ། ཆུ་ཚན་རྒྱག་པ་ལག་བཅོས་སོགས་བྱེད་ཆོག་པ་ཡིན་ནོ།

༨༣༔ ཕྱི་རྟགས་ཤིན་ཏུ་ངེས་པ་ཁ་ཤས།

བྲིས་པའི་སྙིང་ལ་ནད་ཡོད་ན་དངངས། གློ་བར་གློ་ལུ། མཆིན་པ་འཁྲུན། ཕོ་བར་སྐྱིགས། མཆེར་ནག་གིས་སྦོས། ལོང་གིས་འཁྲིག རྒྱུ་མ་འཁྲུ། ལྒང་པར་ཆུ་སྲི་ཞིང་བཏང་དུས་ཟུག་ཆེ། རིམས་སྦྲིད་པ་མང་། གླད་པ་ན་ན་གཡལ་མང་། ཕོ་མཆིན་ན་ན་སྐྱིགས་བུ་བྱེད། འདི་ཤིན་ཏུ་ངེས་པ་ཡིན།

༨༤༔ བྱིས་པའི་རྩ་བཀྲ་བརྟག་ཐབས།

བྱིས་པ་ནི་རང་བཞིན་གྱིས་ལག་པའི་འཕར་རྩ་མགྱོགས་པ་ཡོད་པས་འཕར་རྩ་ལ་ཆེར་མི་བལྟ་ལ་ལོ་བརྒྱད་མན་གྱི་བྱིས་པ་རྣམས་རྣ་བཀྲ་བརྟགས་པའི་ཐབས་སྟོང་མ་ཡིན་པ་ཡོད་པ་ལྟར་དེ་ལྟར་བརྟག་སྒྲོལ་འདྲ་མིན་མང་པོ་ཡོད།

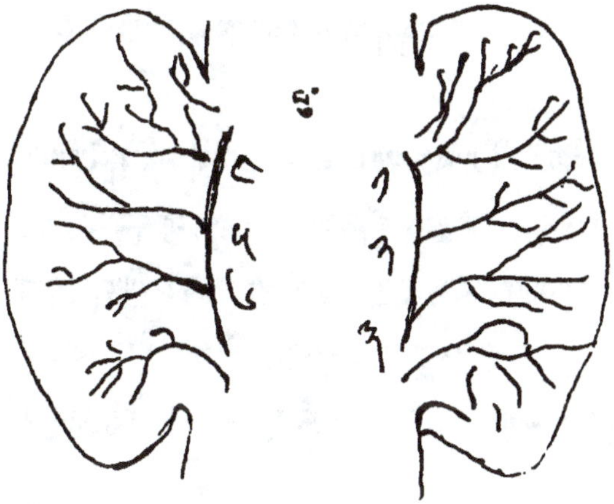

བུ།

༡༽ འདི་ནག་ལ་སྨྲོམ་ན་གློ་བ་ལ་ནད་ཡོད།

༢༽ འདི་ནག་ལ་སྨྲོམ་ན་མཆིན་པར་ནད་ཡོད།

༣༽ འདི་ནག་ལ་སྨྲོམ་ན་མཁལ་མ་གཡས་ལ།

༤༽ འདི་ནག་ལ་སྨྲོམ་ན་སྙིང་ལ་ནད་ཡོད།

༥༽ འདི་ནག་ལ་སྨྲོམ་ན་མཆེར་པར་ནད་ཡོད།

༦༽ འདི་ནག་ལ་སྨྲོམ་ན་མཁལ་མ་གཡོན་ལ་ནད་ཡོད།

གྲོ།

༡། འདི་ནག་ལ་སྦྲོམ་ན་གློ་བ་ལ་ནད་ཡོད།
༢། འདི་ནག་ལ་སྦྲོམ་ན་མཆིན་པར་ནད་ཡོད།
༣། འདི་ནག་ལ་སྦྲོམ་ན་མཁལ་མ་གཡས་ལ་ནད་ཡོད།
༤། འདི་ནག་ལ་སྦྲོམ་ན་སྙིང་ལ་ནད་ཡོད།
༥། འདི་ནག་ལ་སྦྲོམ་ན་མཆེར་པར་ནད་ཡོད།
༦། འདི་ནག་ལ་སྦྲོམ་ན་མཁལ་མ་གཡོན་ལ་ནད་ཡོད།

བྱིས་པའི་རྣ་བརྒྱ་བརྟག་ཐབས་སྣང་གསལ་ཤའི་མེ་ལོང་ལས། གཡས་གཡོན་རྣ་བའི་རྩ་ལྔ་རེ་ཡོད། ཀུན་གྱི་དང་པོ་ཚུན་རྩ་ཐ་མ་སླ་རྩ་ཡིན། ལྔ་ལས་མང་ན་རྩ་ལྷག་སྡེ་མི་རྩི། བར་གྱི་གསུམ་པོ་དོན་སྙོད་ཀྱི་རྩ་སྡེ། དེ་ཡང་རྣ་བ་བཀྱུས་ལ་དར་གྱིས་ཕྱིས། ཉི་མ་ལ་རྒྱབ་གཏད་རྣ་བ་མདུན་བྱས་ཏེ་བལྟ། དེ་ཡང་བུའི་རྣ་བ་གཡས་ཀྱི་རྩ་གསུམ་སྟེ། སྙིང་

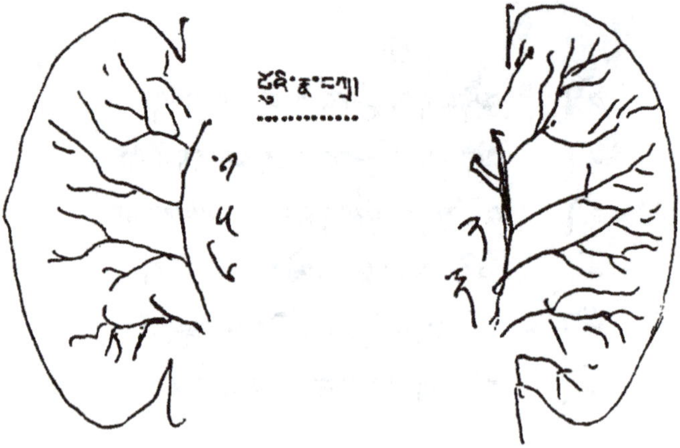

ནས་མར་ ༡ གློ་བ། ༢ མཆིན་པ། ༣ མཁལ་མ་གཡས་སོ། གཡོན་གསུམ་ ༡ སྙིང་། ༢ མཆེར་པ། ༣ མཁལ་མ་གཡོན་པའོ། གང་རྒྱས་དེ་ལ་ནད་ཡོད།

སྟོད་རྒྱས་སྨད་སྟོང་ན་སྟོད་ཚ་སྨད་གྲང་། རླུང་སྟོང་ལ་སྤོ། མཁྲིས་པ་སེར་ལ་སྨིན། བད་ཀན་དཀར་སྐྲ་སྦོམ། ཆུ་སེར་གྱི་ནད་གྲང་བ་སེར་སྐྱ། ཆུ་སེར་ཚ་བ་སེར་ནག རིམས་ཀྱི་རྩ་དམར་ཕྲ་སྨིན། གྲང་ནད་ལ་རྩ་ནག་སྨིན། སྦོམ་ལ་ནག་ན་གདོན་རྩ་སྟེ་མི་འགྱུར་ཕྱི་རྟགས་འདིར་རབ་ཏུ་བསྟུན་ན་ངེས་ཤེས་སྐྱེ། འདི་དག་ལ་སྙིང་དང་རྒྱུ་མ། གློ་བ་དང་ལོང་སོགས་དོན་སྣོད་སྦྲར་ལུགས་དང་། མོ་ལ་གཡས་གཡོན་རྩ་དང་པོ་གཉིས་ལོ་ལྡོག་ལུགས་འདྲ། དེ་དག་ཏུ་མདོག་ནག་པ་དང་རྩ་རྒྱས་པ་བྱུང་ན་ཚ་བ། སྤོ་སྐྱ་སེར་གསུམ་གྲང་བ་ཡིན་ཏེ་རྒྱ་སྟོང་ཅི་ལྟར་བྱུང་ཡང་འདྲ། རྩ་དམར་དྭངས་རན་ལ་གསལ་བ་ནད་མེད། རྩ་མོག་མོག་ནག་ན་མདུན་ངོ་། གཉིད་ནག་རྩོག་ནལ་ངོ་། སྙིང་མཆིན་སོགས་རྩ་གང་ཡང་ལ་བརྒྱལ་ངན། དུང་རི་གཞི་མ་ཡིན། ཟངས་རི་བརྒྱལ་ན་བཅོས་ཐུབ་ཙམ། མཆོང་རི་བརྒྱལ་ན་བཅོས་སུ་མེད། འཆི་རྩ་ནི་རྩེ་མོ་ཐུར་གཡུག་ཅིང་ཁྲག་རྒྱུའི་ལམ་ཆད་ནས་མདངས་ཉམས་པ་སོགས་ཡིན་ནོ།

ཁ་སྐོང་། སྨན་རིགས་བེད་སྤྱོད་བྱེད་སྟངས།

དུག་ཤས་ཡོད་པའི་སྨན་རིགས།

སྲོས་ཁྱུང་ ༡༤ སེང་ ༢༤ བསམ་ཁྱུང་། སེར་ཁྱུང་། ཁྱུང་ལྔ་དང་བྲག་ཁྱུང་། ཏ་བཙི། སྤང་རྩི་ ༡༢ དངུལ་ཆུ་ ༡༨ ཀླུ་མདུད་ ༡༨ ཨ་རུ་ ༡༨ སོགས་པ་རྣམས་གཉན་ཤས་ཡོད་པ་དང་ཟུག་གཙོག་གི་ཆེད་དུ་གཏོང་བ་ལས། རླུང་ཤས་ཆེ་བ་དང་། སྙིང་སྟོབས་ཞན་པ། ཁྲག་ཤེད་དམའ་བ་སོགས་ལ་གཏོང་མི་རུང་།

བསིལ་བའི་སྨན་རིགས།

ཏིག་ཏ་ ༨ གཙོ་བོ་ ༢༤ ཏིག་ ༢༤ སྤང་ཙི་ ༡༢ སྤང་རྒྱན་ ༡༤ ཀུར་ ༡༣ གཙོ་བརྒྱད་སོགས་བསིལ་ཆེ་བའི་རིགས་རྣམས་གྲང་ཤས་ཆེ་བ་དང་རླུང་ཤས་ཆེ་བའི་རིགས་ལ་གཏོང་མི་ཉན།

དྲོད་ཆེ་བའི་སྨན་རིགས།

ལྕུ་ག་ ༨ སྦྱོར། དུགས་ ༡༤ བདེ་སྐྱོམས། སེམས་བདེ། སྒྲོག་ ༡༡ ཞི་བྱེད་ ༦ སེ་འབྲུའི་རིགས་རྣམས་ཚ་བ་དང་ཁམ་ཚད་ན་བ་སོགས་ལ་གཏོང་མི་རུང་།

སྨན་གྱི་ཐུན་ཚད།

༡༽ གཅིག་ཐུན་རྣམས་རིལ་བུ་རེ་རེ་དང་།

༢༽ གསུམ་ཐུན་ཡིན་ན་རིལ་བུ་ ༢

༣༽ ཁྱུང་ལྔ་རྣམས་རིལ་བུ་ལྔའམ་བདུན་བདུན་གཏོང་ན་འགྲིགས།

ལོ་ཚད་དང་སྦྱར་བའི་སྨན་ཐུན་སྤྲོད་ཚུལ།

༡༽ བྱིས་པ་ལོ་ ༣ ནས་ལོ་ ༡༢ བར་སྨན་ཐུན་ཆེ་བ་ཡིན་ན

རིལ་བུ་ཕྱེད་	༡།༢
གསུམ་ཐུན་ཡིན་ན་རིལ་བུ་	○○
ཁྱུང་ལྔ་ཡིན་ན་	○○○

༢༽ ལོ་ ༡༣ ནས་ ༦༠ བར་སྨན་ཐུན་ཆེ་ཡིན་ན་རིལ་བུ་ ○

གསུམ་ཐུན་ཡིན་ན་རིལ་བུ་	○○○
ཁྱུང་ལྔ་ཡིན་ན་	○○○○○

༣༽ རྒས་པོ་ལོ་ ༦༠ ཡན་ལ་སྨན་ཐུན་ཆེ་ ○

གསུམ་ཐུན་	○○○
ཁྱུང་ལྔ་	○○○○

སྤྱིར་བཏང་དུག་ཤས་སམ་བཟི་ཡོད་པའི་སྨན་རྣམས་ཐུན་ཆུང་ཙམ་དང་། བཟི་མེད་ཉམས་མྱོང་ཡོད་ན་ཐུན་སྤར་ནའང་འགྲིགས། བྱིས་པ་ལོ་གསུམ་མན་སྨན་ཐུན་རིགས་པས་དཔྱད་དེ་ཐུན་ཆུང་བ་དང་། ཨ་མ་ལ་སྨན་ཐུན་ཚད་ལོངས་ངེས་སྦྱོར་དགོས།

སྨན་གཏོང་ཚུལ།

༡༽ སྔ་དྲོ་བད་ཀན་གྱི་སྨན་དང་། ཉིན་དགུང་མཁྲིས་པའི་སྨན། དགོང་དྲོ་རླུང་སྨན་གཏོང་བའི་ཚུལ་ཏེ། རྒྱུད་ལས། ཡང་ན་ལྟོག་པ་སྤྲད་ལ་དུས་གཅིག་གཞོམ། ཞེས་གསུངས་པར་ནད་སོ་སོ་ལྡང་དུས་ལ་སྦྱར་ཏེ་གཏོང་བ་དང་།

༢༽ ཡང་ན་སྔ་ཕྱི་རི་མོས་བཅོས་པའམ་ཞེས་པ་སྔེ་ནད་སྟོབས་ཆེ་བ་དེར་སྨན་ནུས་སྡེབས་སྦྱོར་གྱིས་ནད་སེལ་རྗེས་ནད་སྟོབས་ཆུང་བ་རྣམས་རིམ་གྱིས་བཅོས་པའི་ཐབས་ཤེས་ཀྱང་ཡོད་པ་གང་བདེར་བྱ་ཆོག་པ་ཡིན།

སྨན་ཏ་གཏོང་ཚུལ།

སྤྱིར་བཏང་སྨན་རྣམས་ཆུ་སྐོལ་གྱིས་གཏོང་དགོས་པ་དང་། དམིགས་བསལ་ཁྲག་མཁྲིས་སོགས་ཚ་བའི་ནད་ལ་སྨན་རྣམས་སྨན་ཏ་ཆུ་སྐོལ་གྲང་།

ཡང་ན་ཀ་ར་སྦྲང་པའི་ཆུ་གྲང་། བད་ཀན་གྲང་བའི་ནད་ལ་སྨན་རྣམས་ཆུ་སྐོལ་ཚ་མོ་དང་། ཡང་ན་སྦྲང་རྩིས་ཧ་བྱས་ཏེ་གཏོང་དགོས། རླུང་སྨན་རྣམས་ཆང་དང་མར་ཁུ། ཡང་ན་རུས་ཁུ་སོགས་ཀྱི་གཏོང་ན་ཕན་ཆེ། སློ་གཅོང་ནད་པ་རྣམས་བ་ཡི་འོ་མས་སྨན་ཧ་བྱས་ཏེ་གཏོང་ན་ལེགས།

དོ་སྣང་བྱེད་དགོས་པ་ཁ་ཤས།

༡) སྦྲུམ་མ་ཡིན་ན་བཤལ་སྐྱུགས་དང་དུག་རིགས་ཀྱི་སྨན་མི་གཏོང་བ་མ་ཟད། ཟླ་ཕྱིའི་ཏྲི་མ་ཡང་འཁྲོད་པོ་མེད་པ་དང་། གཏར་བསྲེགས་ཀྱང་མི་རུང་བ་ཡིན།

༢) འབུ་སྨན་གཏོང་དུས་ལྟོ་ལྟོང་ལ་གཏོང་དགོས།

༣) བཤལ་སྨན་ལྟོ་སྟོང་ལ་གཏོང་ན་ནུས་པ་ཆེ་བ་ཡོད།

༤) ཕྲུ་གུ་སྨན་མི་ཟ་བ་ལ་ཟས་དང་བསྲེས་ཏེ་གཏོང་དགོས།

༥) ནད་པ་སྨན་གྱིས་བསུན་ན་ཟས་དང་བསྲེས་ཏེ་གཏོང་དགོས།

༦) རླུང་ནད་ལ་ཟླ་ཕྱི་དང་གཟུར་གྱི་ཏྲི་ཤུགས་ཆེན་པོག་མི་རུང་བ་ཡིན།

སྨན་གྱི་སྦྱོར་ཚད་ཀྱི་ཚད།

སྨན་སྦྱོར་སྐབས་སྤྱད་བདེ་བའི་ཆེད་གཤམ་གསལ་ལྟར་ཀི་ལོ་ག་རམ་དང་ བོད་ལུགས་སྲང་ཚད་ཤན་སྦྱར་ལྟར་གང་བདེ་སྤྱོད་ན་འགྲིགས།

	སྲང་ཚད།	ག་རམ།
༡༔	སྲང་གང་།	༡༠༠
༢༔	ཞོ་གང་།	༡༠
༣༔	སྐར་གང་།	༡
༤༔	སྲང་བཅུ།	༡༠༠༠
༥༔	སྲང་ལྔ་།	༥༠༠

སྨན་གྱི་རང་བཞིན་དང་བསིལ་དྲོད།

ཀ།

༡༔	ཀི་ཏྲི་ལྷ་ཁང་།	བསིལ་རྩུབ།
༢༔	ཀོ་ཏྲི་བདུན་པ།	བསིལ་འབྲིང་།
༣༔	ཀོ་ལ་ ༡༨	དྲོད་སྐྱོམས།

༤:	ཀོ་ལ་ ༡༡	བསིལ་དྲོད་སྙོམས།
༥:	སྐྱུ་རུ་ ༦	ཅུང་བསིལ།
༦:	སྐྱུ་རུ་ ༢༥	ཅུང་བསིལ།
༧:	སྐྱེར་ཁྱུང་།	བཟི་ཅུང་ཡོད།
༨:	སྐྱེར་ཤུན་བརྒྱད་པ།	བསིལ་འབྲིང་།
༩:	ཀླུ་བདུད་ ༡༨	བཟི་ཡོད།
༡༠:	དཀར་པོ་དྲུག་སྦྱོར།	དྲོད།

། ཁ །

༡:	ཁྱུང་ལྔ།	བཟི་ཆེ་སྙོམས།
༢:	ཁྱུང་ལྔ་མཆུ་སྐྱེར་ཅན།	བཟི་ཡོད།
༣:	ཁྲག་གཅོད་གུར་བརྒྱད།	བསིལ།
༤:	མཁྲིས་ཕྱེ་ ༧	ཅུང་བསིལ།
༥:	མཁྲིས་ལས་རྣམ་རྒྱལ།	བསིལ་འཇམ།
༦:	མཁྲིས་ཕྱེ་ ༢༥	བསིལ་འཇམ།
༧:	འཁྲུགས་སློ་ཀུན་སེལ།	བསིལ་འབྲིང་།
༨:	འཁྲུལ་ཟང་།	བསིལ་འབྲིང་།

	། ག །	
༡	གི་ལྷུམ་ ༩	བཞིལ།
༢	གི་ཁྲུང་	ཚུང་བཟི་བཞིལ།
༣	གར་ནག་ ༡༠	རྫོད་འབྲིང་།
༤	གི་ཙན་	བཞིལ།
༥	གི་དིག་	བཞིལ།
༦	གུ་ཡུ་དགུ་སྐྱོར་	ཚུང་རྫོད།
༧	གུ་ཡུ་ ༢༨	རྫོད།
༨	གུ་ཡུ་བདེ་དཔགས་སམ་བདེ་བསམ་	རྫོད།
༩	གུར་ཁྲུང་	བཟི་ཡོད་བཞིལ་འབྲིང་།
༡༠	གུར་གུམ་ ༡༣	བཞིལ།
༡༡	གུར་གུམ་རྒྱ་འབེབས་	བཞིལ།
༡༢	གུར་གུམ་ ༧	བཞིལ།
༡༣	གུབ་རིལ་	ཚུང་བཞིལ།
༡༤	གླང་ཆེན་ ༡༨	བཞིལ་སྐོམས།
༡༥	གླང་ཆེན་ ༡༣	བཞིལ།
༡༦	གླང་ཆེན་རྒྱ་བསྒྲུར་	བཞིལ།
༡༧	ཀ་ལོ་སྨན་དམར་	ཚུང་བཞིལ།
༡༨	ཀ་སྤང་	ཚུང་བཞིལ།
༡༩	ཀ་ཀྱུའི་ཆིག་ཐང་	རྫོད།
༢༠	ཀློ་ཚད་ཀུན་སེལ་	བཟི་འབྲིང་།

༢༡༔	མགོ་ཐང་ ༣	བསིལ།
༢༢༔	རྒྱ་རུ་ ༡༤	བསིལ།
༢༣༔	རྒྱམ་ཚྭ་ ༣	དྲོད།
༢༤༔	རྒྱམ་ཚྭ་བཞི་ཐང་	དྲོད།
༢༥༔	རྒྱམ་ཚྭའི་ཆིག་ཐང་	དྲོད།
༢༦༔	རྒྱམ་ཚྭ་དྲུག་པ་	དྲོད།
༢༧༔	བརྒྱད་ལྡེ་	ཆུང་དྲོད།
༢༨༔	མགྲིན་མཚལ་ ༢༥	ཆུང་བསིལ།

། ང་ །

༡༔	དངུལ་ཆུ་ ༢༥	བཟི་ཆེ།
༢༔	དངུལ་ཆུ་ ༡༨	བཟི་ཆེ་བསིལ།
༣༔	དངུལ་ཆུ་རིན་ཆེན་ ༡༨	བཟི་ཆེ།

། ཅ །

༡༔	ཅུ་གང་ ༢༥	བསིལ།
༢༔	ཅུ་གང་བདེ་བྱེད་	སྐོམས།
༣༔	ཅོང་ཞི་ཚུར་ནེས་	དྲོད་སྐོམས།
༤༔	ཅོང་ཞི་ཉེར་གཅིག་	སྐོམས་ལ་བསིལ།
༥༔	ཅོང་ཞི་བསིལ་སྦྱོར་	བསིལ།

༦: ཚོང་ཞི་ ༦ ཙུང་རྫོང།
༧: བཙའ་སྐྲ་བརྒྱད་སྐྱོར་ རྫོང་ཆེ།
༨: ལྕགས་ཕྱེ་ ༨།༩ བསིལ།
༩: ལྕུམ་རྩ་སུམ་ཐང་ སྐོམས།
༡༠: གཅིན་སྐྱི་ཨ་རུ་ ༡༨ བསིལ་སྐོམས།

། ཆ་ །

༡: ཆིག་ཐུབ་རིལ་བུ་ བཟི་འབྲིང་སྐོམས།
༢: འཆི་མེད་སྨིན་སེལ་ བཟི་འབྲིང་།
༣: འཆི་མེད་ཡར་བརྒྱད་ བཟི་ཆེ་རྫོང།

། ཉ་ །

༡: ཉི་དཀྱིལ་ རྫོང།
༢: ཉི་ཁྲུང་ བཟི་ཆུང་རྫོང།
༣: ཉི་ཟླ་གྲེན་ཞོག་ སྐོམས།

། ཏ་ །

༡: ཏང་ཀུན་ ༨ སྐོམས།
༢: ཏིག་ཏ་ ༨ བསིལ།
༣: ཏིག་ཏ་ ༢༥ བསིལ།

། ཐ །

༡༔	ཐང་ཆེན་ ༢༥	བསིལ་ལ་སྐོམས།

། ད །

༡༔	ད་དྲིག་ ༢	སྐོམས།
༢༔	ད་ཡིས་ ༨	སྐོམས།
༣༔	ད་ཡིས་ ༡༨	སྐོམས།
༤༔	ད་ཡིས་ ༦	སྐོམས།
༥༔	ད་ཡིས་ ༡༦	སྐོམས་ལ་རྩོད།
༦༔	དགས་སྨན་ ༡༥	རྩོད།
༧༔	བདེ་བྱེད་ཆུ་བསྒྱུར་	སྐོམས།
༨༔	བདེ་བྱེད་སྐོམས་ལྡན་	རྩོད།
༩༔	བདེ་སྨུག་	སྐོམས།
༡༠༔	བདུད་རྩི་བརྒྱད་སྦྱོར་	སྐོམས།
༡༡༔	བདུད་རྩི་སུམ་སྦྱོར་	བསིལ།
༡༢༔	བདུད་རྩི་ ༡༡	སྐོམས།
༡༣༔	བདུད་རྩི་སྙིབས་ཚོག་	ཚུང་བཞི་བསིལ།
༡༤༔	བདུད་རྩི་འཆི་གསོས་	ཚུང་བསིལ།
༡༥༔	དྲེག་ཐང་	སྐོམས།
༡༦༔	རྡོ་རྗེ་རབ་འཇོམས།	ཚུང་བཞི་བསིལ་འབྲིང་།
༡༧༔	རྡོ་བྲག་	ཚུང་བཞི་བསིལ་འབྲིང་།

| པ་ |

༡༔ པད་རག་མདོ་ལྷན་ ཙུང་བསིལ།

༢༔ སྤང་རྒྱན་ ༡༤ ཙུང་བསིལ།

༣༔ སྤང་ཁྲག་ ཙུང་བཟི་བསིལ་ཆེ།

༤༔ སྤང་རྩི་ ༡༢ བཟི་དང་བསིལ་ཆེ།

༥༔ སྤྱི་འཇོམས་རྡོ་རྗེ་ཅན་ ཙུང་བཟི་བསིལ།

༦༔ སྤྱིན་བྲལ་ཀླ་ཟེར་ ཙུང་བསིལ།

| ཕ་ |

༡༔ ཕག་མོ་གྲུབ་སྦྱོར་ རྡོད།

༢༔ ཕན་པ་ཀུན་ལྡན་ བཟི་བསིལ་ཆེ།

༣༔ ཕུར་ནག་ཆིག་ཐང་ བསིལ།

| བ་ |

༡༔ བ་སྦྲུ་ལྡ་ཐང་ རྡོད།

༢༔ བི་མ་ལ་ རྡོད་སྐོམས།

༣༔ བུ་བཙས་ཅན་དན་ ༡༨ བསིལ།

༤༔ བྲི་ཏང་ ༧ སྐོམས།

༥༔ བོང་དཀར་བཞི་ཐང་ བསིལ།

༦༔ བོང་དཀར་ ༡༠ བསིལ།

༧:	བྲི་ག་ ༡༣	བསིལ།
༨:	བྲག་ཤུན་ ༩	བཟི་ཆེ་བསིལ་འབྲིང་།
༩:	བྲག་ཞུང་	བཟི་ཆེ་བསིལ་འབྲིང་།
༡༠:	ཟླ་མེད་	བཟི་ཆུང་།
༡༡:	འབྲས་བུ་གསུམ་ཐང་	བསིལ།
༡༢:	འཕོལ་སྨན་ ༧	བསིལ།
༡༣:	འབྲི་ལུགས་སྨན་ནག་ཆེན་མོ་	བཟི་ཆེ་བསིལ་འབྲིང་།
༡༤:	འབྲོང་རྩེ་ཨར་ ༨	ཆུང་བསིལ།
༡༥:	སྔོན་པོ་སུམ་སྦྱོར་	བསིལ།
༡༦:	སྤུར་དམར་ ༢༥	བཟི་འབྲིང་བསིལ།

། མ །

༡:	མ་ནུ་བཞི་ཐང་	བསིལ།
༢:	སྨྱུག་རྩི་ ༢༥	བསིལ།
༣:	སྨུང་སྦྲུས་ལྡེ་པ་	བསིལ།
༤:	མན་ངག་བསིལ་སྦྱོར་	བསིལ།

། ཙ །

༡:	གཙོ་ཞུང་	ཆུང་བཟི་བསིལ།
༢:	གཙོ་བོ་བརྒྱད་	བསིལ།

༣:	གཙོ་བོ་ ༢༥	བཞི་འབྲིང་བསིལ།
༤:	ཙན་དན་བཙོ་བརྒྱད་	བསིལ།
༥:	གཙོ་བརྒྱད་གཡུ་རལ་	ཐུང་བཞི་བསིལ།

། ཚ་ །

༡:	ཚ་སྒྲོར་ཆེན་མོ་	རྫོད།
༢:	ཚ་སྨན་སྨང་ཐབ་རིལ་བུ་	བཞི་ཆེ།

། ཞ་ །

༡:	ཞི་ཁྲུང་	ཐུང་བཞི་སྐོམས།
༢:	ཞི་ལྷུམ་	བསིལ་རྫོད་སྐོམས།
༣:	ཞི་ལྷུམ་ཁྲུང་བསྟན་	ཐུང་བཞི་རྫོད།
༤:	ཞི་བྱེད་ ༡༡	རྫོད་སྐོམས།
༥:	ཞི་བྱེད་ཚུ་བསྒྱུར་	སྐོམས།
༦:	ཞི་བྱེད་ ༦	རྫོད་སྐོམས།
༧:	ཞི་རྟུ་	བསིལ་རྫོད་སྐོམས།
༨:	ཞི་སེར་	བསིལ་རྫོད་སྐོམས།

། ཟ་ །

༡:	གཟི་མ་སུམ་ཐང་	རྫོད་འབྲིང་།

༢༔ ཟིན་རིག་ཙུ་གང་ ༨ བཞིལ།

༣༔ ཟླ་ཤེལ་ བཞིལ།

༤༔ ཟླ་ཤེལ་བདུད་རྩི་མ་ བཞིལ།

། འ་ །

༡༔ འུ་སྲུའི་ཚིག་ཐང་ སྐོམས།

༢༔ འུམ་བུའི་ཚིག་ཐང་ ཙུང་བཞིལ།

༣༔ འོལ་སེ་ ༢༤ བཟི་མེད་བཞིལ་རྡོད་སྐོམས།

། ཡ་ །

༡༔ ཡ་བཀྲ་ར་ ༧ རྡོད།

༢༔ གཡའ་ཀྱི་ ༤ བཞིལ།

༣༔ གཡའ་ཀྱི་ ༢༤ བཞིལ།

༤༔ གཡུ་བྲུང་ རྡོད་སྐོམས།

༥༔ གཡུ་སྙིང་ ༢༤ བཞིལ།

༦༔ གཡུ་རིལ་ ༡༣ རྡོད་སྐོམས།

། ར་ །

༡༔ རཏྣ་བསམ་འཕེལ་ བཞིལ།

༢༔ རིན་ཆེན་མང་སྦྱོར་ བཞིལ།

༣: རིམས་འཇོམས་ལྷ་པ་ བསིལ།

༤: རིལ་དཀར་བད་སྦྱོང་ ཚུང་བསིལ།

༥: རུ་ཁྲུང་ ཚུང་བཟི་བསིལ་ཚོད་སྐོམས།

༦: རུ་རྟ་ ༦ བསིལ་ཚོད་སྐོམས།

། ལ་ །

༡: ལི་ཁྲུང་ བསིལ་བཟི་ཆེ།

༢: ལི་ཁྲག་ བསིལ།

༣: ལི་ཤི་ ༦ ཚུང་བསིལ།

༤: ལུག་སྨད་རིལ་བུ་ ཚོད་འབྲིང་།

༥: ལོ་གྲོན་རིལ་བུ་ བཟི་ཆེ་བསིལ།

། ཤ་ །

༡: ཤིང་ཀུན་ ༢༤ ཚོད།

༢: ཤིང་ཀུན་བསྟན་པའི་སེ་འབྲུ་ ཚོད།

༣: ཤིང་མངར་ ༦ བསིལ།

༤: ཤིང་མངར་བཞི་ཐང་ བསིལ།

༥: ཤུ་དག་ ༤ ཚོད།

། ས་ །

༡༔	ས་འཛིན་ ༢༥	བསིལ་དྲོད་སྐོམས།
༢༔	སུ་རའི་ཞིམ་བརྗོན་	ཚུང་བཟི་བསིལ།
	།ཁྱུང་ལྷ་རྒྱན་ལྡན།	
༣༔	སུ་རའི་བྱ་ཁྱུང་ ༡༣	བཟི་ཆེ་བསིལ།
	།སེར་ཁྱུང་།	
༤༔	སུག་ཁྱུང་	བཟི་ཚུང་དྲོད།
༥༔	སུག་སྨེལ་ ༡༠	བཟི་མེད་དྲོད་འབྲིང་།
༦༔	སེ་ཁྱུང་	བཟི་ཚུང་དྲོད།
༧༔	སེ་འབྲུ་ཀུན་བདེ་	ཚུང་དྲོད་སྐོམས།
༨༔	སེ་འབྲུ་བརྒྱད་པ་	དྲོད།
༩༔	སེ་འབྲུ་ལྔ་པ་	དྲོད་ཆེ།
༡༠༔	སེ་འབྲུ་ཉི་དགའ་	དྲོད།
༡༡༔	སེ་འབྲུ་དྭངས་གནས་	དྲོད་འབྲིང་།
༡༢༔	སེ་འབྲུ་ཕད་འདབ་	དྲོད།
༡༣༔	སེང་ལྡེང་ ༢༣	བཟི་མེད་བསིལ།
༡༤༔	སེང་ལྡེང་ ༢༥	ཚུང་བཟི་བསིལ།
༡༥༔	སེམས་ཀྱི་བདེ་སྐྱིད་	དྲོད་བཟི།
༡༦༔	གསེར་ཁྱུང་	ཚུང་བཟི་སྐོམས།
༡༧༔	གསེར་ཐང་ ༡༨	ཚུང་བསིལ།
༡༨༔	གསེར་ཏིག་	ཚུང་བསིལ།

༡༩༔ གསེར་མདོག་ ༡༡ བཟི་དང་བསིལ་འབྲིད།

༢༠༔ གསེར་མདོག་ ༤ སྐོམས།

༢༡༔ གསེར་བྲེ་ ༨ པ་ སྐོམས།

༢༢༔ བསམ་ཕྲུང་ ཙུང་བཟི་བསིལ།

༢༣༔ བསམ་འཕེལ་ནོར་བུ་ ཙུང་བསིལ།
།ཀུ་ཕྱིས་ ༢༡།

༢༤༔ བསིལ་བཅུད་ ༡༤ སྐོམས།

༢༥༔ བསེ་རུ་ ༢༤ བཟི་མེད་བསིལ།

༢༦༔ སྤྲོ་ལོ་བཞི་ཐང་ བསིལ།

༢༧༔ སྤྲག་འཛིན་ ༡༡ བཟི་མེད་ཐོད།

༢༨༔ སྙི་ཏྲིས་ཆིག་ཐང་ བསིལ་སྐོམས།

༢༩༔ སྙི་ཏྲིས་བཞི་ཐང་ བསིལ།

༣༠༔ སྙི་ཏྲིས་ལྔ་ཐང་ བསིལ།

། ཏ་ །

༡༔ ཏོང་ལེན་ལྔ་པ། བསིལ།

| ཨ |

༡༔	ཨ་བྲུང་	ཙུང་བཟི།
༢༔	ཨ་ཀྲུ་	ཙུང་བསིལ།
༣༔	ཨ་གར་བརྒྱད་པ་	ཙུང་དྲོད།
༤༔	ཨ་གར་ ༡༥	ཙུང་བསིལ།
༥༔	ཨ་གར་ ༡༧	ཙུང་བཟི་སྐོམས།
༦༔	ཨ་གར་ ༢༠	བཟི་མེད་བསིལ་དྲོད་སྐོམས།
༧༔	ཨ་གར་ ༣༡	བཟི་མེད་སྐོམས།
༨༔	ཨ་གར་ ༣༥	ཙུང་བཟི་བསིལ་ཚུང་།
༩༔	ཨ་ཞི་	བསིལ་དྲོད་སྐོམས།
༡༠༔	ཨ་རུའི་ཚིག་ཐང་	སྐོམས།
༡༡༔	ཨ་རུ་ ༡༠	ཙུང་བསིལ།
༡༢༔	ཨ་རུ་ ༡༨	བཟི་བསིལ་འབྲིང་།
༡༣༔	ཨ་རུ་ ༧	ཙུང་བསིལ།
༡༤༔	ཨར་བརྒྱད་ཚུ་བསྒྲུར་	བཟི་མེད་སྐོམས།
༡༥༔	ཨེམ་སྡེ་དྲུག་ཐང་	བསིལ།
༡༦༔	ཨོཀྲ་བཞི་ཐང་	བསིལ།
༡༧༔	ཨུག་ཆུམ་	སྐོམས།

CPSIA information can be obtained
at www.ICGtesting.com
Printed in the USA
BVHW041151280521
608377BV00009B/2658

9 782970 146407